AF611919

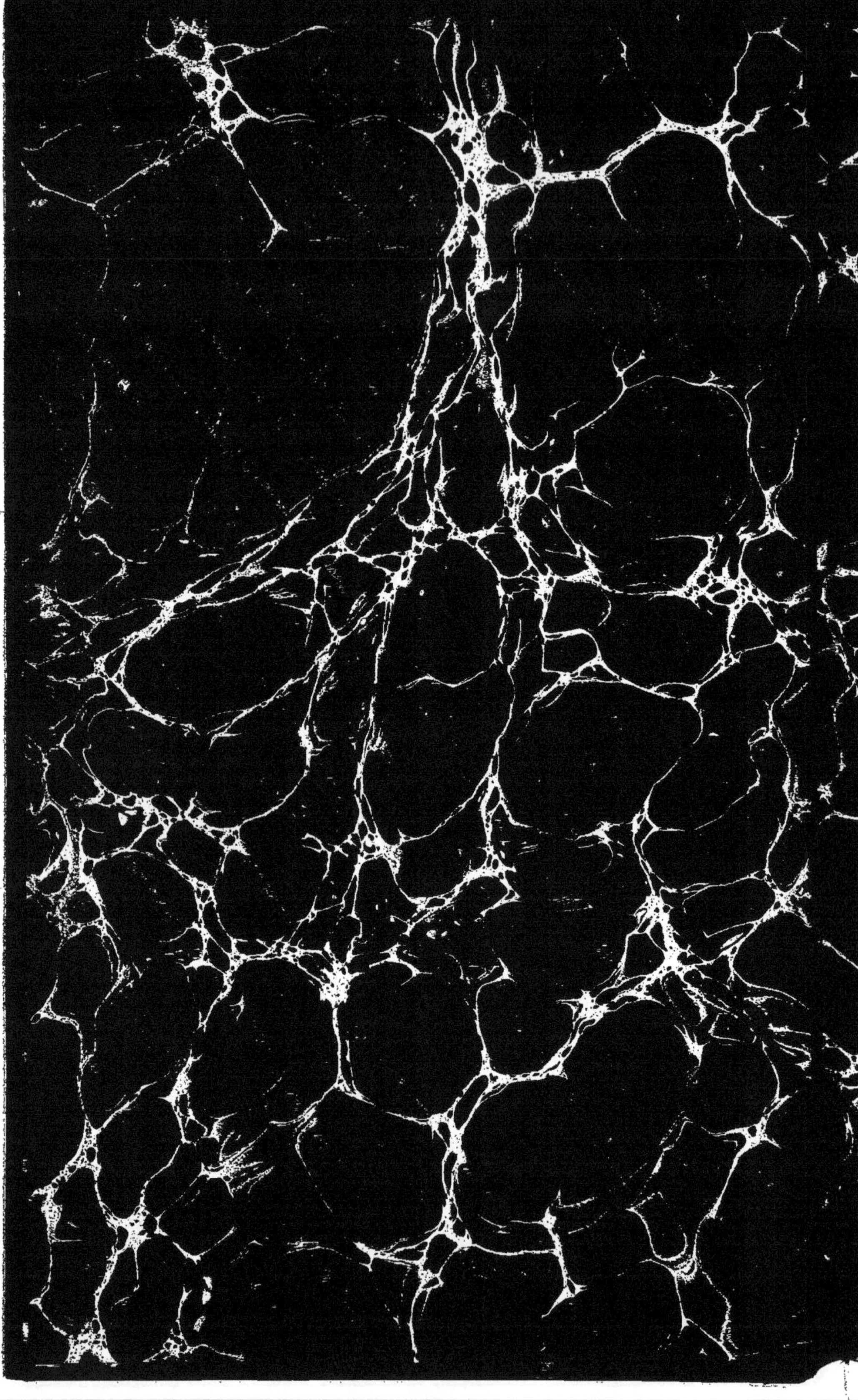

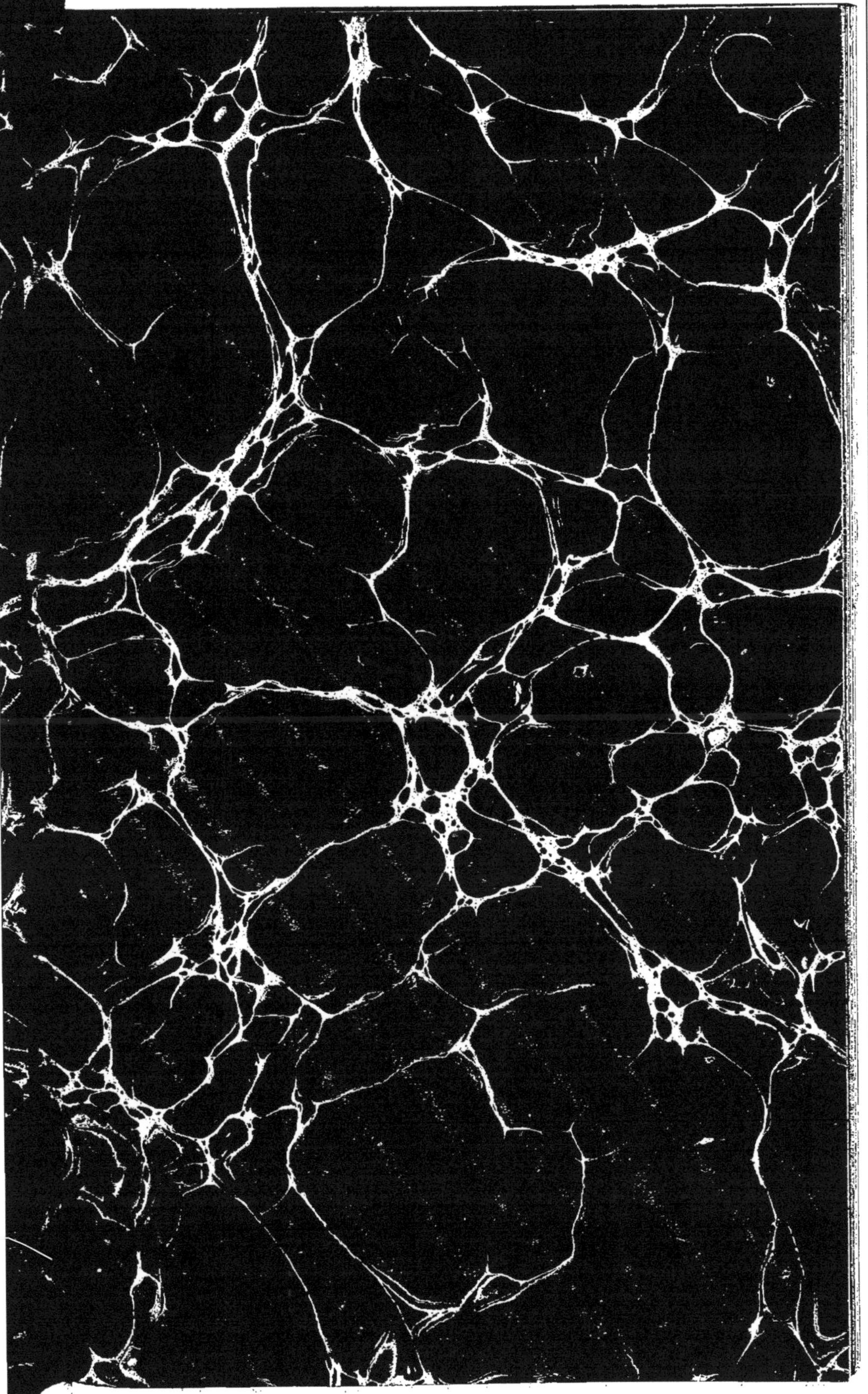

DES PROPRIÉTÉS ÉLECTIVES

DES VAISSEAUX ABSORBANS

CHEZ

L'HOMME ET LES ANIMAUX.

Ouvrages du même auteur.

RECHERCHES SUR L'ACTION DU BROME SUR L'ÉCONOMIE ANIMALE, considérée sous le rapport toxique; travail couronné par la Société de chimie médicale de Paris — Paris, 1828 — in-4. 2 fr.

BOTANIQUE MÉDICALE ET PHARMACEUTIQUE contenant la description et les propriétés médicinales des végétaux, des animaux et des minéraux, et leurs préparations les plus usitées en médecine, ornée d'un atlas contenant 17 planches, représentant 278 plantes gravées avec le plus grand soin.

Par MM. Barthez et Julia de Fontenelle. 2 vol. in-8° figures en noir 18 fr. — coloriées 25 fr.

IMPRIMÉ CHEZ PAUL RENOUARD
rue Garancière, n. 5.

DES PROPRIÉTÉS ÉLECTIVES

DES

VAISSEAUX ABSORBANS

CHEZ

L'HOMME ET LES ANIMAUX.

MÉMOIRE

PRÉSENTÉ A L'ACADÉMIE ROYALE DES SCIENCES LE 8 AOUT 1843,

PAR F. BARTHEZ,

DOCTEUR EN MÉDECINE DE LA FACULTÉ DE PARIS,
MÉDECIN EN CHEF DE L'HÔPITAL MILITAIRE DE SAINT-DENIS; MEMBRE CORRESPONDANT
DE L'ACADÉMIE ROYALE DE MÉDECINE DE MADRID, DE LA SOCIÉTÉ
DE MÉDECINE DE ROUEN, ETC., ETC.

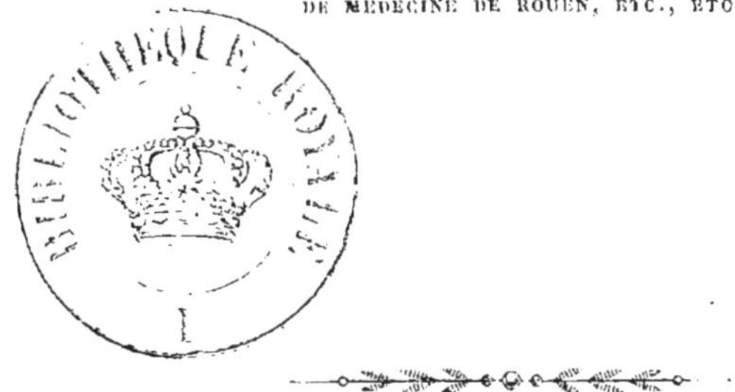

A PARIS,

CHEZ J.-B. BAILLIÈRE,

LIBRAIRE DE L'ACADÉMIE ROYALE DE MÉDECINE,

RUE DE L'ÉCOLE-DE-MÉDECINE, 17,

A LONDRES, CHEZ H. BAILLIÈRE, 219, REGENT-STREET.

1844.

DES PROPRIÉTÉS ÉLECTIVES

DES

VAISSEAUX ABSORBANS.

De nombreux travaux ont été entrepris, concernant les propriétés absorbantes des vaisseaux lymphatiques et veineux, sans que personne, jusqu'à présent, ait cherché à déterminer la part que chaque système vasculaire prend, en particulier, dans cette grande et importante fonction, par rapport à la nature des substances absorbées. Nous savons seulement que la présence des vaisseaux lymphatiques et veineux est indispensable, pour que l'absorption et la résorption animales puissent s'accomplir, et que les autres systèmes de l'organisme se trouvent, par leur structure, tout-à-fait impropres aux fonctions absorbantes.

Jusqu'à présent la science possédait des faits, mais personne ne s'était occupé d'en tirer des conclusions qui fussent conformes à la nature des choses ; toutefois, avant d'aller plus loin, il conviendra, je pense, de jeter un coup-d'œil rapide sur les deux opinions qui se partagent aujourd'hui cette grande question. Et tout d'abord, on peut dire aux partisans de l'absorption veineuse, qu'il nous est impossible d'admettre avec eux, que la nature ait produit les vaisseaux lymphatiques, sans qu'elle leur ait assigné en même temps une grande part dans l'accomplissement de nos fonctions, attendu que rien n'a été créé inutilement dans l'économie animale. Nos organes, il est vrai, peuvent quelquefois se suppléer; mais il est à remarquer que cette substitution n'a lieu que dans les momens de désordre ou de trouble. D'autre part, aux partisans de l'absorption lymphatique, qui admettent que les vaisseaux lymphatiques, dans l'intestin, sont spécialement chargés de l'absorption du chyle, et partout ailleurs, de l'absorption générale, on peut dire que les vaisseaux lymphatiques du corps étant de la même nature que les vaisseaux chylifères, que les uns et les autres ayant une même organisation, ils doivent tous fonctionner de la même manière, et n'agir que sur une seule et même espèce de substances, substances de nature animale ou azotée, comme le chyle. Que deviendraient les vaisseaux lymphatiques disséminés ailleurs que dans le tube digestif, s'ils ne pouvaient absorber que du chyle, comme le prétendent les partisans de l'absorption veineuse? Ils n'auraient donc pas de fonctions, puisque le chyle n'existe que dans l'intestin? Voilà, cependant, où nous conduirait cette fausse interprétation des lois de la nature. Mais il est possible de démontrer, par l'étude des faits: premièrement, que les vaisseaux lymphatiques sont destinés à l'absorption et à la résorption des substances animales, et les vaisseaux veineux, à l'absorption et à la résorption des matières de nature végéto-minérale; secondement, et conséquemment, que l'absorption lymphatique est une fonction à-la-fois élaboratrice et assimilatrice, tandis que l'absorption veineuse est une fonction purement mécanique, sans rapport avec l'assimilation et la nutrition.

Dans le but de jeter quelque lumière sur cette question, je me suis livré à des recherches qui serviront, j'aime à le croire, à faire connaître le rôle que chaque système absorbant est appelé à remplir en présence des matériaux soumis à l'absorption. Je puiserai les faits à l'appui de la nouvelle loi physiologique que j'ai été à même de formuler, dans les expériences qui me sont propres, ainsi que dans celles déjà connues, et dont les résultats ne sauraient être mis en doute, tant à cause de leur multiplicité, qu'à cause du caractère honorable des expérimentateurs.

Afin d'arriver à ce résultat, j'ai pris une à une toutes les expériences physiologiques qui se rattachent à la question; puis je les ai comparées et mises en ordre, en les envisageant sous un point de vue qui ne me paraît pas avoir encore fixé l'attention des physiologistes. Ce qui le prouve, c'est que jusqu'à présent, toutes les recherches relatives à l'absorption, n'ont été dirigées que vers un seul but : celui de constater les propriétés absorbantes de chaque système en particulier. Il est résulté de tous ces travaux, deux opinions tranchées sur le mode d'absorption : la première proclamant l'absorption veineuse, et partagée par Boerhaave, Haller, Meckel, Magendie, Ribes, Fodéra, etc., etc.; la seconde, qui admet presque exclusivement l'absorption lymphatique, et qui a pour partisans Hunter, Desgenettes, Morgagni, Cuvier, Dupuytren, Cruveilhier, Mojon, etc., etc. De ces opinions contradictoires, il résulte que celui qui veut s'éclairer par la lecture de tout ce qui a été écrit n'arrive, en dernière analyse, à trouver que doute, incertitude et confusion. A cet égard, qu'il me soit permis de citer ces paroles de Bichat : « Tout « n'est qu'obscurité et contradiction dans les diverses don« nées qui pourraient nous servir à résoudre le problème de « l'absorption, l'un des plus obscurs de la physiologie. »

Mon but, toutefois, n'est pas de démontrer ici l'origine de tous les matériaux composant l'organisme, je veux coordonner, comme je l'ai dit plus haut, les expériences qui nous sont bien connues, concilier les diverses opinions émises concernant les propriétés absorbantes des vaisseaux lymphatiques et veineux, et faire connaître, surtout, la nature des matières absorbées par chaque système en particulier.

Mais, avant d'aborder toutes ces questions, il me semble nécessaire, pour faire mieux apprécier la vérité de la nouvelle loi physiologique dont j'entreprends la démonstration, d'examiner ce qui se passe dans l'absorption lymphatique de l'appareil digestif, et de rappeler, avant tout, la nature des substances alimentaires qui servent à la nutrition.

De l'aliment.

« Le nom d'aliment, dit M. Magendie, appartient à toute « substance qui, soumise à l'action des organes de la diges« tion, peut seule entretenir la vie. » Il est d'observation que, pour qu'une substance possède cette propriété, il faut qu'elle ait joui de la vie, qu'elle ait appartenu, en un mot, à l'un des deux règnes animés, au règne animal ou au règne végétal.

Tous les produits du règne végétal ne sont pas également propres à la nutrition, car on ne trouve, jouissant de cette propriété, que l'amidon, la gomme, le sucre, l'albumine et le gluten; tandis que le règne animal ne fournit, dans toutes ses parties, que des produits alibiles, plus ou moins riches, seulement, en principes assimilables, savoir : la fibrine, l'albumine, la gélatine, l'osmazôme, le caséum et la graisse.

Quant aux matières étrangères à ces deux règnes (les substances minérales), on sait qu'elles ne servent qu'à favoriser la digestion des matières organiques, en sollicitant l'action vitale de l'appareil digestif, en faisant naître des rapports nouveaux d'affinité entre toutes les substances alimentaires introduites dans l'estomac. On sait aussi que, par l'addition des sucs hépatique et pancréatique, tous les produits se trouvent véritablement décomposés, car l'acte digestif donne lieu à la formation d'un produit nouveau nommé chyme, matière animale azotée, quelle que soit d'ailleurs la nature de l'aliment introduit dans l'estomac.

Du chyle et de l'absorption qui a lieu dans l'appareil digestif.

Le liquide contenu dans les vaisseaux chylifères, liquide puisé dans le chyme, est le produit des parties constituantes et organiques des alimens : il est d'une nature toute particulière, essentiellement azotée, et ne ressemble en aucune manière aux substances ingérées ; tout a disparu pendant le travail digestif, forme, couleur, odeur et saveur.

Cette action de la part des organes et des fluides de l'appareil de la digestion est tellement puissante et mystérieuse à-la fois, qu'il est reconnu par tous les physiologistes, que le chyle est toujours le même, bien que les alimens introduits soient d'une nature entièrement différente ; les proportions de ses principes constituans varient seulement suivant la nature, l'état ou la quantité des substances ingérées.

Voici, d'ailleurs, d'après les expériences de MM. Tiedemann, Gmelin et Prout, les principes trouvés dans le chyle : 1° chez un cheval nourri d'avoine ; 2° chez un chien qui n'avait pris que des substances végétales ; 3° chez un chien qui avait été nourri exclusivement avec des matières animales :

ÉLÉMENS TROUVÉS.	CHEVAL.	PREMIER CHIEN.	SECOND CHIEN.
Eau	9,183	9,360	8,930
Fibrine	78	60	80
Albumine avec carbonate et phosphate de soude	434	»	»
Albumine commençante	»	460	470
Id. avec matière colorante rouge	»	40	460
Graisse	160	»	»
Osmazôme avec chlorure de sodium	121	»	»
Ptyaline avec carbonate et phosphate de soude	20	»	»
Sels	»	80	70

Je pourrais ajouter ici les expériences de MM. Wagner, Leuret et Lassaigne, mais les résultats obtenus par ces physiologistes ne diffèrent pas des précédens.

Fordyce dit également que le chyle d'un chien qui n'avait mangé que de la viande était parfaitement identique avec le chyle d'un autre chien qui n'avait été nourri qu'avec des matières farineuses.

La proportion des principes élémentaires est aussi la même, malgré la diversité des alimens; et ce qu'il y a de remarquable surtout, c'est l'identité de la proportion d'azote. Ainsi nous voyons, d'après l'analyse de MM. Macaire et Marcet (*Annales de chimie*, p. 377), les élémens suivans :

	Chez les chiens Nourriture animale.	Chez le cheval Nourriture végétale.
Carbone. . .	552	550
Oxygène. . .	259	260
Hydrogène. . .	66	67
Azote. . . .	110	110

Les vaisseaux chylifères, comme les autres vaisseaux lymphatiques, ne sont pas seulement des vaisseaux de transport, ce sont encore des organes chargés d'une élaboration, attendu que le chyle ne ressemble pas au chyme dont il a été formé, et que plus il avance dans l'intérieur de ces canaux, plus aussi, d'après les expériences de Vauquelin, de Reusset et d'Emmert, il devient parfait, coagulable, et riche en fibrine,

D'après Burdach, les vaisseaux lymphatiques auraient, en outre, la propriété de transformer les matériaux absorbés en une substance assimilable à la nature propre de l'individu, propriété entièrement étrangère aux veines. Car, dit cet auteur, la chair des habitans de la Suisse est la même que celle des habitans de la mer du Sud, bien que les premiers ne mangent que du laitage, et que les seconds ne se nourrissent qu'avec du poisson.

Sans entrer ici dans tous les détails de la digestion, détails réduits partout à de simples conjectures, je me bornerai seulement à rapporter l'analyse chimique du chyle de l'homme, dont la composition se trouve formée de fibrine, d'albumine, d'asmazôme, de ptyaline, d'eau, d'une certaine quantité de graisse, combinée ou tenue en suspension, et, suivant Marcet, d'une petite quantité de sels, qu'il évalue à 0,0092, quantité, comme on peut le voir, à peine appréciable. Mais ce qui nous importe surtout ici, c'est de faire remarquer la nature essentiellement animale ou azotée de ce fluide formé aux dépens de la partie animale du chyme, qui se trouve saisie au passage par l'action élective des vaisseaux lymphatiques chylifères, sans qu'ils agissent sur les matières hétérogènes végétales ou minérales, lesquelles se rendent lentement et progressivement dans les dernières portions du tube digestif, d'où elles sont expulsées, plus tard, par l'acte de la défécation, après avoir laissé, dans leur parcours, à l'action absorbante des veines, la partie non azotée végétale ou minérale que ces vaisseaux ont pu absorber. C'est ce que nous allons essayer de démontrer.

M. Magendie, après avoir lié le pylore sur des chiens, et leur avoir fait avaler de l'eau pure, ou bien mêlée à des matières colorantes, a remarqué qu'au bout d'une heure, il ne retrouvait plus aucune trace de ces substances dans l'estomac, et qu'elles avaient disparu avec autant de rapidité que si l'orifice pylorique eût été libre.

Sur un jeune garçon qui était atteint d'extrophie de la vessie avec suintement continuel de l'urine par les uretères, Humberger a vu que la teinture d'indigo avait mis quinze minutes seulement pour arriver de l'estomac dans l'urine; il en avait été à-peu-près de même de la matière colorante de la garance, de celle de la rhubarbe, de celle du bois de Campèche et de celle des baies d'airelle; ainsi que de la substance de l'acide gallique et de l'odeur de l'essence de térébenthine. Dans toutes ces expériences, la promptitude avec laquelle les substances colorantes ont paru dans l'urine nous prouve que ce n'est que par la voie veineuse qu'elles ont pu arriver à la vessie; car nous savons qu'il faut de deux à six heures, d'après les expériences de Haller et de MM. Leuret et Lassaigne, pour que les premières traces du chyle puissent seulement être aperçues dans les vaisseaux chylifères.

Nous savons également que toutes les substances minérales ou salines, le fer, le cyanure de potassium, d'après Krim et Naveau, peuvent être signalées dans les urines *quatorze minutes* après leur introduction dans l'estomac. Weber dit avoir trouvé les mêmes substances dans les urines au bout de *dix minutes.*

Brande rapporte, qu'ayant pris huit grammes de carbonate de soude, son urine sortit alkaline au bout de six minutes. J'ai répété cette expérience sur moi-même avec le même résultat.

Il serait superflu de rapporter un plus grand nombre d'expériences. Toutes ont donné constamment, soit chez l'homme, soit chez les animaux, les mêmes résultats, c'est-à-dire, que les substances inorganiques ont été promptement absorbées, ce qui prouve qu'elles n'ont pu l'être que par les veines.

MM. Tiedemann et Gmelin rapportent qu'après avoir introduit des sels de plomb et de mercure dans le tube digestif, ils ont constamment trouvé ces métaux dans le sang, et jamais dans le chyle.

Hallé, MM. Flandrin, Magendie, Tiedemann et Gmelin s'accordent à dire, d'après leurs expériences, que jamais le chyle ne prend la couleur des substances colorantes mêlées aux alimens, tandis qu'ils ont constamment trouvé ces substances dans le sang veineux, et en particulier, dans celui de la veine porte, ce qui est également et expérimentalement vrai des odeurs du camphre, de l'alcool, de l'essence de térébenthine, et du musc, odeurs que l'on constate bientôt après l'ingestion des matières qui les produisent, dans l'intérieur des veines ou dans les urines, et non dans les vaisseaux lymphatiques.

MM. Magendie, Home, Mayer et Westrumb ont retrouvé la matière colorante de la rhubarbe, le cyanure de potassium et le fer dans le sang veineux, ainsi que dans les urines des animaux dans l'estomac desquels ils avaient introduit ces substances, après avoir eu le soin de lier préalablement le canal thoracique. La ligature de ce canal n'a pas empêché non plus la strychnine et l'acétate de morphine de causer la mort après l'introduction de ces poisons dans l'estomac ou le rectum des animaux.

Les expériences de MM. Mayer et Ségalas prouvent de même que les veines sont exclusivement chargées de l'absorption des poisons de nature végétale ou minérale, expériences qu'il serait d'ailleurs trop long de rapporter ici.

Mais, si après avoir examiné, comme nous venons de le faire, ce qui se passe dans l'absorption du tube digestif à l'égard des matières introduites séparément dans l'estomac, nous portons notre attention sur ce qui a lieu alors qu'elles se trouvent dans un état de combinaison au moment de leur introduction dans ce viscère, nous verrons, par exemple, que les boissons alimentaires, telles que le bouillon, le lait, la bierre, le cidre, ainsi que les diverses tisanes contenant un principe alibile, se séparent toujours en deux parties avant que la digestion ne commence. « Personne n'ignore, dit M. Ma-
« gendie (t. II, p. 142), que le lait se caille dans l'estomac
« peu de temps après qu'il y a été introduit, et que ce caillot
« devient un aliment solide, lequel est digéré à la manière
« ordinaire pour former le chyme »

Le petit-lait ou le sérum mis ainsi en liberté doit être considéré, à notre avis, comme une simple boisson aqueuse destinée à l'absorption veineuse, ainsi que tous les liquides de ce genre, comme nous l'avons dit plus haut ; tandis que la partie animale azotée, le caillot, enfin, a servi à la formation du chyle, et est recueillie ensuite par les vaisseaux chylifères. Cette théorie, ou mieux ces faits, s'appliquent également au bouillon, ainsi qu'à toutes les boissons alimentaires dont j'ai parlé ; et la décoction de viande éprouve d'autant plus de facilité dans la séparation de ces élémens, que l'acte digestif n'a pas besoin de grands efforts pour en opérer l'assimilation, attendu que la gélatine, l'albumine et l'osmazôme qui se trouvent dans le bouillon, sont moins réfractaires à la chymification que certaines substances alimentaires tirées des végétaux.

Hunter, tout en cherchant à reconnaître la propriété absorbante des vaisseaux chylifères, a confirmé, sans s'en douter, notre manière de voir ; car ce médecin dit, qu'après avoir rempli de lait une anse intestinale d'un chien, avoir lié les deux bouts de l'intestin, ainsi que les vaisseaux sanguins, et replacé le tout dans la cavité abdominale, il vit au bout d'une heure les vaisseaux lymphatiques gorgés de lait et les veines presque vides. Ne pourrait-on pas dire ici, comme on le disait avant Toricelli, par rapport à la hauteur de la colonne barométrique, que les veines ont horreur des substances animales?

D'autre part, des expériences non moins nombreuses nous ont appris que les lavemens contenant des substances nourrissantes ne pouvaient point soutenir long-temps la vie des individus : on dira sans doute ici qu'on ne trouve pas dans le gros intestin tous les élémens ni tous les organes qui constituent l'appareil digestif ; pour nous, cela tient en grande partie aussi à l'absence ou mieux à la rareté des vaisseaux lymphatiques de cette portion de l'intestin.

Nous voyons, en outre, et ceci vient encore à l'appui de

notre manière de voir, que les substances végéto-minérales ne font point cependant exception à cette loi, car elles sont absorbées avec autant de facilité dans le rectum que dans les autres parties de l'appareil digestif, puisqu'elles agissent tout aussi promptement, de la même manière, et avec autant d'intensité. C'est ce que l'on remarque, en effet, lorsqu'on administre par cette voie les substances narcotiques ou toxiques, lesquelles causent la stupeur et l'empoisonnement avec autant de facilité, et souvent avec plus de facilité encore, que si elles eussent été introduites par la bouche.

Nous croyons pouvoir ajouter ici, que l'absorption intestinale ou digestive n'agit pas seulement de cette manière par rapport aux matériaux venus de dehors, mais qu'elle agit de même à l'égard de tous les produits venus de dedans, tels que la sécrétion salivaire, la sécrétion hépatique, pancréatique et folliculaire intestinale, tout aussi bien que sur les fluides exhalés dans les cavités closes naturelles ou accidentelles de l'économie, comme nous le verrons plus loin, c'est-à-dire que l'absorption agit toujours sur les divers produits en les séparant en deux parties : matières animales, destinées à l'absorption lymphatique, et matières végétales ou minérales, pour l'absorption veineuse.

De l'absorption cutanée.

En procédant, comme nous l'avons fait jusqu'à présent, par l'examen des expériences connues, je dirai, d'après Collard de Martigny, Séguin, Dill et Madden, qu'il n'est pas douteux que la peau n'absorbe, lors même qu'elle se trouve recouverte de son épiderme, l'eau, le bouillon, le lait, les substances salines purgatives et les poisons ; qu'elle jouit en outre, jusqu'à un certain point, de la faculté de remplacer les organes digestifs. Je ferai observer également, comme je l'ai déjà fait pour l'absorption de l'appareil intestinal, que, toutes les fois qu'il y a possibilité, les matériaux absorbés par la peau sont partagés en deux parties : substances animales pour les lymphatiques, non animales pour les veines. C'est, il faut le dire, à la promptitude de l'apparition des substances absorbées dans les diverses parties du corps, que nous avons eu d'abord recours, pour pénétrer les secrets de la nature relatifs à l'absorption.

A cet égard, nous verrons, d'après les expériences des auteurs cités plus haut, l'eau, l'infusion de garance, la teinture de rhubarbe et de curcuma, dans lesquelles on avait plongé le corps tout entier, ou une seule partie du corps, offrir, une ou deux heures après le bain, des traces de leur présence dans les urines, ou les autres liquides sécrétés.

Il est constant aussi, que l'odeur de l'ail, de l'alcool, de l'essence de térébenthine, se comportent de la même manière, et que toutes ces matières se montrent avec la même promptitude, pour ainsi dire, que si on les eût introduites préalablement dans l'estomac. Il serait superflu, je pense, de rapporter ici les effets thérapeutiques que l'on retire journellement, par la méthode endermique, de l'emploi de la morphine, de la strychnine, du calomel, de l'émétine, de l'aloès, etc., etc. Tout le monde sait avec quelle facilité l'action de tous ces médicamens peut être appréciée, mais ce qui nous importe surtout de constater ici, c'est la promptitude avec laquelle toutes ces substances peuvent être signalées dans les parties, même les plus éloignées du corps ; ce qui indique positivement que leur absorption n'a pu s'effectuer que par la voie veineuse, et confirme notre manière de voir, à cause de la nature toute végétale ou minérale des produits ainsi absorbés.

L'arsenic, le bi-chlorure de mercure, le principe actif de la belladone, de la ciguë, etc., sont encore dans le même cas ;

il est inutile d'ajouter que si la peau, au moment de l'expérimentation, se trouvait dénudée de son épiderme, l'absorption n'en serait que plus active.

D'autres expériences prouveront encore la vérité de notre opinion ; ainsi MM. Lawrence et Varnier ont retrouvé dans la partie supérieure des veines de la patte d'un chien, les traces de la strychnine et de beaucoup d'autres substances de ce genre, après les avoir préalablement déposées sur une plaie qui avait été faite à la partie inférieure de la même jambe.

Meckel rapporte également, d'après Westrumb, que ce dernier ayant pris un bain de pieds, à l'eau duquel on avait ajouté du cyanure de potassium, retrouva ce sel dans le sang qu'il retira de sa cuisse par des applications de ventouses. Cet auteur ajoute qu'il a trouvé de même la matière colorante de la rhubarbe, après une immersion du bras dans la décoction de cette racine.

Emmert s'est aussi convaincu que l'action des substances toxiques, de l'arsenic, par exemple, était arrêtée par la ligature des vaisseaux sanguins du membre avec lequel on les mettait en contact.

Férussac a, de son côté, retrouvé dans le sang, le cyanure de potassium, quelques instans après l'avoir injecté dans le tissu cellulaire sous-cutané.

Dans toutes ces expériences, nous ne voyons qu'une chose : l'absorption veineuse s'exerçant constamment sur des substances de nature végétale ou minérale. Maintenant, si nous portons notre attention sur ce qui se passe lorsqu'on met des substances de nature animale ou azotée en contact avec la peau ou le tissu cellulaire sous-cutané, nous verrons un grand changement s'opérer, non-seulement dans la manière d'agir de ces substances, mais encore dans la lenteur avec laquelle elles cheminent, et viennent manifester à l'observateur leurs propriétés spécifiques. Cela, joint à d'autres caractères, ne permettra pas de douter un seul instant que leur absorption n'ait eu lieu par la voie lymphatique. Au nombre de ces substances, nous placerons en première ligne le virus rabique, le venin de la vipère, le virus vaccin, celui de la pustule maligne, et le virus syphilitique; en second lieu, les matières animales en putréfaction. A cet égard, je crois nécessaire de rapporter d'abord les expériences de Müller, qui, après avoir placé du virus de la vipère sur des parties musculaires, vit celles-ci s'enflammer *un peu*, sans que la vie du sujet en eût éprouvé un trouble appréciable ; d'un autre côté, Fontana dit que le virus de la vipère injecté dans les veines des lapins tua ces animaux en *deux minutes*, ce qui prouve de la manière la plus évidente que, par le simple dépôt du virus, comme l'a fait Müller, l'absorption n'a pas lieu, par les veines du moins, car sans cela la mort de l'animal eût été immédiatement la suite de cette application de l'agent toxique.

Fontana a remarqué en même temps que la mort, dans ces sortes d'empoisonnemens, était toujours lente, qu'elle se faisait long-temps attendre toutes les fois qu'il déposait simplement le virus dans une plaie ; observations qui viennent de nouveau à l'appui de notre manière d'interpréter les faits, et prouver encore une fois que les vaisseaux lymphatiques ont seuls agi dans toutes ces circonstances, et non les veines, car sans cela la mort n'aurait pas été si tardive.

On pourrait nous objecter ici que le venin de la vipère n'est pas toujours lent à donner la mort, et que nous n'avons rapporté dans ce travail que les opinions et les expériences qui étaient favorables à notre manière de voir. A cela nous répondrons, avec Fontana, qui a fait plus de cinq mille expériences sur ce poison, que le venin de la vipère, *appliqué par morsure*, ne produit pas les mêmes phénomènes que lorsqu'il est *déposé* sur la peau. Nous ajouterons, comme le rapporte

M. Orfila (*Traité des poisons*, t. II, p. 518), que ce venin, appliqué sur la peau légèrement écorchée des cochons d'Inde et des lapins, n'est pas mortel; qu'il ne produit qu'une légère maladie de la peau chez les cochons, et une maladie un peu plus grave chez les lapins; que cette maladie est circonscrite dans la partie de la peau qui a été touchée par le venin, lequel est tout-à-fait inoffensif s'il est simplement appliqué sur le tissu cellulaire, les fibres musculaires, les lèvres, la langue, le périoste, les nerfs, à l'égard desquels, dit Fontana, il est aussi innocent que l'eau pure ou la simple solution de gomme arabique; tandis que les animaux *mordus* ou *blessés* par une dent vénéneuse de vipère, soit à la poitrine, au ventre, aux intestins ou au foie, périssent en un espace de temps plus ou moins court; *quinze* ou *vingt secondes* suffisent; et ces effets deviennent à *l'instant* sensibles, non-seulement dans la partie mordue, mais encore dans l'économie en général. La partie mordue prend alors une couleur livide et se gangrène, la respiration se ralentit, la vision se trouble, et la mort arrive. Des animaux sont morts, dit Fontana, pour avoir été piqués par la *dent seule*. La mort, dans ce cas, ne peut s'expliquer qu'en admettant qu'il se fait une propagation de l'irritation, des extrémités périphériques des nerfs aux centres nerveux, sur lesquels se manifeste d'une manière instantanée l'action délétère du poison, de même que l'étincelle électrique se propage dans tout le système nerveux. Ainsi donc, il n'est pas nécessaire qu'il y ait eu absorption pour que le venin de la vipère puisse donner la mort, et en admettant même cette absorption, les expériences citées plus haut nous prouveraient, dans tous les cas, que le transport du venin dans le torrent de la circulation n'a pu se faire que lentement, puisque la mort a été très lente, de même que l'apparition des premiers phénomènes morbides; tandis que, au contraire, l'animal succombe aussitôt que le venin est mis en contact avec le sang, qu'il coagule, comme le prouvent les expériences de Fontana, citées plus haut.

Quant au virus rabique, tout le monde sait que la rage communiquée reste un ou deux mois, et souvent plus, avant de se déclarer, ce qui doit nous dispenser de tout développement.

D'un autre côté, nous voyons journellement que, lorsque des matières animales en putréfaction sont mises en contact avec la peau dépouillée de son épiderme, ou bien une plaie récemment faite, nous voyons, dis-je, cette matière provoquer assez lentement un état inflammatoire, non pas des veines, mais bien des vaisseaux lymphatiques, lesquels apparaissent, en partant du point affecté, comme autant de lignes gonflées, rouges et douloureuses, avec tuméfaction consécutive des ganglions lymphatiques les plus voisins; c'est ce que nous voyons quelquefois aussi après une vaccination de mauvaise nature, ou mieux encore, lorsqu'on a reçu pendant la dissection d'un cadavre en putréfaction, ou mort de maladie dite putride, une blessure, même légère. Nous ferons remarquer, en passant, que ces sortes d'accidens sont d'autant plus graves et plus fréquens, que les individus atteints sont sous l'influence d'une constitution lymphatique.

Je rapporterai également quelques expériences faites par M. Orfila, concernant les matières animales putréfiées, qui prouveront, par la lenteur avec laquelle les animaux sont morts, que l'absorption de la matière putréfiée n'a pu se faire que par les vaisseaux lymphatiques. C'est ainsi que cet habile toxicologiste après avoir appliqué sur le tissu cellulaire de la partie interne de la cuisse d'un chien, une demi-once de sang d'un chien pourri, l'animal n'éprouva *rien de remarquable dans le courant de la journée*, et ce n'est que le lendemain que les premiers phénomènes de l'absorption se déclarèrent, et furent suivis, bientôt après, de la mort de l'animal. Tandis que, si la matière putréfiée a été mise en contact direct avec le sang, comme le même expérimentateur a eu occasion de le faire, on voit que cette matière, provenant, par exemple, de la putréfaction simultanée de la viande de bœuf et du sang de chien, injectée dans la veine jugulaire d'une chienne, détermina, *au moment même*, chez cet animal, des phénomènes d'empoisonnement, et qu'il mourut trois heures après : ce qui prouve que, dans le premier cas, la circulation veineuse, dans sa rapidité, n'a pas été chargée du transport de la matière putride.

Nous voyons également tous les jours, qu'après avoir été infectées pendant un coït impur, les glandes de l'aine chez l'homme commencent par s'enflammer ; de même aussi les glandes axillaires de la nourrice se tuméfient primitivement, lorsqu'elle a été malheureusement infectée par son nourrisson.

Dans tout cela, on doit remarquer une chose : c'est la marche lente du virus, et le temps qui s'écoule entre le moment de l'infection et celui de l'apparition des phénomènes morbides occasionnés par le virus ; ce qui prouve encore une fois que ce n'est pas à travers les veines que le poison est arrivé jusqu'aux ganglions, mais bien en suivant la marche lente et tortueuse du cours de la lymphe. M'occupant depuis longtemps de cette haute question physiologique, j'ai dû répéter un grand nombre d'expériences, et j'ai pu me convaincre de la véracité des résultats fournis par les savans physiologistes cités dans ce mémoire ; expériences qui ne sauraient être ici que d'un faible secours à la loi nouvelle, et m'entraîneraient forcément dans une répétition fastidieuse de faits, qui dépasseraient de beaucoup les bornes que j'ai voulu donner à ce travail.

A toutes ces démonstrations, j'ajouterai qu'il faut encore de quatre à cinq jours pour que le virus vaccin manifeste sa présence, non-seulement sur les points inoculés, mais encore par l'agitation fébrile qui en est ordinairement la suite; d'autre part, nous voyons également le sang, matière animale essentiellement azotée, se trouver de la même manière entraîné par les vaisseaux lymphatiques, car *Mascagni* a vu, dans les extravasations sanguines, les vaisseaux lymphatiques remplisde sang. Fodéra a fait aussi la même observation. Ce physiologiste, après avoir appliqué une double ligature à une portion de l'intestin d'un lapin, y pratiqua une incision, et au bout de *quelque temps* les lymphatiques du point blessé se remplirent de sang.

Lauth a vu, sur un lapin tué d'un coup de feu à la poitrine, les vaisseaux lymphatiques de la paroi pectorale remplis de sang, jusqu'à leurs ganglions, au-delà desquels ils étaient, dit l'auteur, tout-à-fait incolores. Nous voyons souvent aussi, quand il existe dans le voisinage des vaisseaux ou des ganglions lymphatiques, des tumeurs cancéreuses en suppuration, ou des ulcères de mauvaise nature, les vaisseaux lymphatiques se dessiner bientôt sous forme de cordons noueux, et se remplir de produits infectans.

Dupuytren et M. Velpeau ont trouvé du pus dans les vaisseaux lymphatiques provenant des organes en suppuration; M. Andral a aussi observé de la matière carcinomateuse dans le canal thoracique, chez une femme atteinte de cancer de la matrice.

Dumas (*journal de Magendie*) dit qu'il a trouvé les vaisseaux lymphatiques de la matrice pleins de pus à la suite d'une fièvre puerpérale, leurs ganglions tuméfiés et enflammés, et que ce pus avait même subi une métamorphose dans les ganglions; car les vaisseaux efférens n'en contenaient pas, non plus que le canal thoracique. Dupuytren a fait la même remarque : il a vu des vaisseaux lymphatiques remplis de pus dans un abcès de la cuisse, jusqu'aux glandes inguinales seulement, sans qu'il y en eût dans le tronc commun.

Lauth et Blondel ont également recueilli des faits qui se trouvent entièrement conformes à ceux qui précèdent.

D'autres physiologistes, tels que MM. Magendie, Cruveilhier, Ribes, Blandin, Dance, ainsi qu'un grand nombre de chirurgiens, pensent que l'absorption du pus se fait par les veines; mais nous verrons plus bas, par les expériences que nous avons faites, qu'il n'en est pas ainsi.

Dans les diverses hydropisies du tissu cellulaire, connues sous les noms d'anasarque ou d'œdème, celles qui sont occasionnées surtout par un obstacle mécanique à la circulation veineuse ayant son siége dans le cœur ou dans une veine centrale, comme l'a si bien démontré M. le professeur Bouillaud, disparaissent parfois avec une très grande facilité, lorsqu'on peut parvenir à vaincre les obstacles qui s'opposent au libre cours du sang. Il arrive cependant que, malgré l'emploi des moyens les plus énergiques, l'hydropisie reste stationnaire, quelles que soient, d'ailleurs, les causes qui ont produit l'infiltration séreuse. Ce defaut de résolution ou cet empêchement au retour normal, tient à ce qu'une trop grande quantité de matière animale se trouve en dissolution dans la sérosité, et l'hydropisie, dans ce cas, est réputée incurable. On remarquera, dans cette circonstance, que la sérosité, si on l'extrait et qu'on l'expose à la chaleur, laisse déposer une grande quantité d'albumine, tandis que, dans le cas où la résolution a pu s'opérer, la matière animale est à peine suffisante pour troubler le liquide : c'est qu'alors aussi les circulations veineuse et lymphatique ont pu se faire dans des rapports physiologiques, et que l'infiltration a pu se dissiper sans autres moyens de secours.

Dans cette circonstance, le liquide contenu dans le tissu cellulaire se trouve, à mon avis, dans les mêmes conditions physiologiques que les boissons nourrissantes placées dans l'estomac, par exemple. La même théorie doit être appliquée à l'absorption et à la résorption qui s'exercent, soit dans le tissu cellulaire sous-cutané, soit dans l'intérieur des autres organes, attendu que partout où les mêmes instrumens d'action sont en présence, partout aussi les mêmes phénomènes vitaux doivent s'opérer.

Il est à remarquer, toutefois, que l'absorption organique, ou mieux la résorption, ordinairement très lente dans le cours de la vie, devient parfois très active, alors que l'appareil digestif se trouve privé d'alimens ou que la digestion, par une cause quelconque, est devenue impossible Il y a, dans ce cas, détournement de fonctions, c'est-à-dire que le corps, au lieu de prendre au-dehors ses moyens de réparation, les puise au-dedans. Ce phénomène s'observe particulièrement chez les animaux hibernans, chez les individus dont l'esprit est dans un état de contention permanente, en proie à un amour violent, à une tristesse profonde; ou bien encore chez ceux qui ont été soumis à une diète sévère, ou à une nourriture peu réparatrice. L'absorption chyleuse est remplacée alors par l'action absorbante et digestive des vaisseaux lymphatiques et des ganglions situés sur toutes les autres parties du corps, presque vides dans l'état de santé, mais en ce moment remplis par une lymphe plus ou moins abondante ; d'où il résulte de la manière la plus évidente que les vaisseaux lymphatiques sous-cutanés ou autres ne sont que les auxiliaires des vaisseaux chylifères, comme l'a dit, d'ailleurs, avec beaucoup de raison, le professeur Mojon, dans ses *Lois physiologiques* (p. 80), ouvrage traduit, avec des notes, par M. le baron Michel. Cette conclusion paraît d'autant plus fondée qu'il n'existe entre le chyle et la lymphe qu'une différence à peine appréciable ; leurs principes immédiats et élémentaires sont les mêmes ; tous les deux sont destinés à réparer les pertes du corps et à se convertir en sang. Leur seule différence consiste, d'après Tiedemann et Gmelin, en ce que le chyle contient plus de globules, qu'il est plus chargé de substances organiques, de fibrine et d'albumine, et qu'il se coagule enfin avec plus de facilité que la lymphe.

Nous voyons, en outre, d'après l'étude des nombreuses observations fournies par l'expérience, que l'intoxication du sang peut avoir lieu de plusieurs manières par l'action des substances animales, végétales ou minérales, soit que ces matières aient été introduites dans le tube digestif, dans le tissu cellulaire, ou par l'acte de la respiration. Toutefois, il est bon de remarquer que les poisons placés dans l'estomac ont une action moins puissante que lorsqu'ils sont portés dans le corps par les autres voies; car Mangili rapporte qu'il a vu prendre à un homme, par l'estomac, des doses considérables de venin de la vipère, sans qu'il en soit résulté d'accidens.

Il est nécessaire de noter aussi que la promptitude avec laquelle l'agent toxique agit n'est pas du tout en rapport avec son mode d'introduction dans le corps, comme le pense M. le professeur Piorry, mais bien d'après la nature propre de l'agent morbide, à moins qu'il ne soit porté directement dans le sang, où il détermine la mort presque instantanément. Sous le rapport du temps que les premiers phénomènes des maladies mettent en général, épidémiques ou contagieuses, à se déclarer après l'invasion de la cause ou des causes morbides, nous dirons que l'intervalle qui s'écoule entre ces deux époques peut nous mettre sur la voie, et nous faire connaître *à priori* la véritable nature des agens morbides. C'est ainsi que nous voyons les premiers symptômes de la maladie se déclarer immédiatement chez les individus qui se sont exposés à l'action de certains agens délétères, comme, par exemple, les gaz malfaisans ou les miasmes marécageux, lesquels frappent presque instantanément d'accès plus ou moins pernicieux les individus qui ont été soumis à leur action. J'ai vu, en Afrique, des militaires être pris subitement d'accès de ce genre, après avoir respiré, pendant quelques heures seulement, les miasmes marécageux du poste situé au pont d'Hyppone, sur les bords de la Bougima, dont les eaux sur ce point sont stagnantes une partie de l'été; et ces accidens étaient devenus si fréquens, que l'autorité se vit forcée de supprimer ce point militaire pendant les grandes chaleurs de l'année.

Il en est de même pour certains cas de choléra, qui ont fait passer presque instantanément de la vie à la mort des hommes pleins de force et de vigueur : on a vu souvent les premiers symptômes de cette maladie se déclarer aussitôt que les individus se trouvaient en contact avec l'agent délétère, ou qu'ils arrivaient dans une ville où le choléra régnait. Il est évident, pour nous, que la promptitude avec laquelle ces changemens brusques ont lieu, doit nous faire considérer la cause déterminante de la maladie comme produite par l'action toxique d'une substance de nature végétale ou minérale.

Nous verrons qu'il en est ainsi, si nous examinons les nombreuses analyses chimiques qui ont été publiées sur l'air marécageux, en même temps que le contraire a lieu par rapport à la cause déterminante de la variole, de la rougeole, de la scarlatine, et surtout de la rage, comme nous l'avons déjà fait observer plus haut. Chacun sait que, dans toutes ces maladies, plusieurs jours se passent entre l'invasion ou le dépôt du principe contagieux et l'apparition des premiers phénomènes de la maladie. C'est ainsi que nous pourrons nous rendre compte, *à priori*, de la nature des poisons ou des causes des maladies contagieuses, en général, si nous parvenons à déterminer, comme nous pouvons le faire déjà pour certaines affections, l'intervalle qui sépare le contact infectant de l'apparition des symptômes. Nous ferons remarquer, en passant, que les maladies contagieuses présentent un caractère ordinairement bien tranché d'intoxication, et qu'elles offrent surtout un cachet spécial qui les fait différer de presque toutes les autres affections.

Si, maintenant, en nous appuyant sur la nouvelle loi physiologique, nous voulons remonter jusqu'à la nutrition du fœtus, dont l'absorption cutanée est des plus actives, comme chacun sait, dans les premiers mois de la vie intra-utérine, nous verrons qu'à cet âge la peau s'identifie, pour ainsi dire, avec la membrane muqueuse, non seulement dans sa texture, mais encore dans ses fonctions. A cet égard, il convient, je pense, de rapporter comme complétement de notre manière de voir, les opinions des auteurs sur la nutrition du fœtus dans le sein de la mère. Toutefois, et sans rejeter entièrement les idées qui ont porté un grand nombre de physiologistes à adopter les opinions d'Hippocrate, d'Aristote et de Galien, concernant la nutrition du fœtus par le moyen du cordon ombilical, nous dirons, avec Boerhaave, Heister et Lobstein, que l'eau de l'amnios renferme une substance nutritive, en ajoutant, d'après ce dernier, que la chylification proprement dite se fait dans le fœtus même, tandis que la sanguification a lieu dans les poumons de la mère par le cordon ombilical. Ensuite, si nous admettons les faits observés par Heister, Haller et Harvey, faits qui tendent à prouver que le passage de la liqueur amniotique a lieu par l'estomac du fœtus, nous dirons que cette liqueur a éprouvé dans ce viscère tous les changemens, toutes les modifications vitales que les liquides nourrissans éprouvent dans l'estomac de l'adulte, ainsi que nous l'avons démontré plus haut. Mais si, comme il nous est permis de le croire avec plus de raison, le passage de l'humeur de l'amnios, considérée comme substance nutritive, se fait par la peau, nous dirons alors que la partie animale nutritive est absorbée par les lymphatiques et la partie aqueuse inorganique par les veines; car, dit Lobstein, il n'est pas nécessaire qu'elle soit avalée pour remplir cet usage, encore bien, dit cet auteur, (*Essai sur la nutrition du fœtus*, page 98), « qu'Haller ait vu faire au poulet des « mouvemens de déglutition, quoiqu'on ait vu la glace de « l'amnios descendre jusque dans l'estomac; quoiqu'on ait « trouvé ce viscère rempli d'une humeur liquide; il est beau- « coup de faits qui démontrent que la déglutition du fœtus « ne peut pas avoir lieu. »

Après s'être ainsi exprimé, l'auteur ajoute que l'eau de l'amnios est entrée dans le corps par une autre voie que ce de la bouche, et qu'elle n'a pu y entrer que par les orifices des vaisseaux absorbans qui se trouvent sur toute l'habitude du corps. Cette manière de voir se rapproche d'autant plus de la vérité, qu'il existe de nombreux exemples qui démontrent de la manière la plus positive que la nutrition du fœtus n'a pu se faire que par le moyen de l'eau de l'amnios absorbée par la peau. Plusieurs de ces exemples sont rapportés dans l'ouvrage de M. Lobstein, d'après Holpaart et Vander-Wiel. Dans ces exemples, on trouve l'histoire de plusieurs enfans qui sont nés sans ombilic, et qui ne présentaient pas les plus légères traces de cicatrices ombilicales. Dans le *Journal des Savans*, on peut lire aussi l'observation d'un enfant venu au monde avec un ombilic parfaitement cicatrisé, et n'ayant eu, par conséquent, aucun rapport avec le placenta. On cite encore d'autres faits dans lesquels le fœtus avait le cordon ombilical oblitéré ou détruit par la putréfaction, et cependant l'enfant était resté vivant. Relativement au point de vue qui nous occupe, nous dirons que si le liquide amniotique parvenu par la bouche dans l'estomac est absorbé par les vaisseaux chylifères, comme personne ne peut en douter, ce même liquide absorbé par la peau ne pourra l'être que par le même moyen, c'est-à-dire par les vaisseaux lymphatiques; car les deux appareils veineux et lymphatique existent tout aussi bien à la peau que dans l'estomac, et qu'il est impossible de croire que la nature emploie deux organes différens pour l'exécution d'une même fonction; de même que le liquide amniotique ne peut avoir deux moyens différens pour être absorbé. « Brugmans, dit Burdach, a fait une observation directe à ce sujet sur des animaux qu'il avait tirés de la matrice : il a trouvé pleins les lymphatiques de la peau, et non ceux de l'intestin. » Quant à la matière caséeuse qui tapisse le corps du fœtus, elle doit être attribuée, selon nous, bien plus à un dépôt de matière nutritive renfermée dans la liqueur amniotique, à un surcroît de substance animale réparatrice non absorbée, qu'à un produit d'une sécrétion qui se ferait par l'organe cutané, comme le pense Lobstein, sans qu'il puisse cependant nous donner aucune explication sur la cause finale de ce produit.

Quant à moi, je dois considérer ce dépôt comme analogue aux matières fécales, au résidu des matières alimentaires renfermées dans les gros intestins chez l'adulte, et comme elles, destiné à être rejeté au-dehors, avec cette différence seulement que cette matière n'a pas éprouvé la fermentation digestive.

De la résorption du pus.

La résorption du pus par les veines, résorption admise par la très grande majorité des chirurgiens, est loin cependant d'être prouvée, malgré les travaux, et peut-être aussi, à cause des travaux spéciaux de Dance, que la science a perdu trop jeune, et de M. le professeur Cruveilhier. Pour prouver que c'est, non par les veines, mais bien par les vaisseaux lymphatiques que s'opère cette absorption, nous prendrons les observations et les faits sur lesquels s'appuient précisément les partisans de l'absorption veineuse, ainsi que l'a fait M. Tessier, voulant prouver que c'est, non par la résorption du pus qu'un si grand nombre de blessés et d'opérés succombent dans les hôpitaux, mais bien par suite de la fièvre purulente, résultant de l'entassement des malades, et de leur rapprochement dans une même salle (1).

Nous examinerons d'abord quel est l'état anatomique des veines dans les cas de phlébite, en ayant soin de rapporter textuellement les observations des deux auteurs cités plus haut, lesquels font autorité aujourd'hui dans cette importante question. Mais, auparavant, et pour mieux apprécier l'interprétation donnée à la théorie de la résorption purulente, nous dirons que, d'après Dance, le pus arriverait dans le torrent circulatoire avant la formation du caillot veineux ou des fausses membranes; tandis que, d'après M. le professeur Cruveilhier, son introduction n'aurait lieu qu'après que le caillot obturateur serait organisé, pour se rompre ensuite, et se mêler avec le sang. Ceci étant posé, nous allons rapporter ce que M. le professeur Cruveilhier dit, à l'article PHLÉBITE du *Dictionnaire de médecine et de chirurgie pratiques* : « Le premier effet de la phlébite, *quelle qu'elle soit*, c'est la « coagulation du sang aux parois des vaisseaux. La formation « du caillot *adhérent* n'est que la première période de la « maladie, la suppuration en est la seconde, et la phlébite, « d'adhésive qu'elle était, devient suppurative.

« Les phénomènes locaux de la suppuration des veines « sont d'abord l'apparition du pus, qui est déposé, non « pas entre les veines et le caillot, mais au centre même « du caillot sanguin. Autant la phlébite utérine adhésive « est fréquente, autant la phlébite suppurée est rare. « Deux ans et demi de pratique à l'hôpital de la Maternité

(1) Journal *l'Expérience* 1838.

« ne m'ont permis de constater autopsiquement, que sept ou « huit cas de phlébite suppurée. »

A tout cela je répondrai : 1° que le pus, dans tous les cas, ne précède pas, comme le pensait Dance, le caillot intraveineux ; 2° qu'il n'existe pas non plus de passage libre, comme le pensent aussi quelques chirurgiens, au centre du caillot ou des fausses membranes, qui puisse permettre l'entrée du pus dans le torrent circulatoire ; 3° que, pour ce qui concerne les phlébites utérines, ce transport n'a pas besoin d'être combattu, puisque l'inflammation, dans ce cas, est généralement adhésive, et qu'il n'y a ni formation de pus ni possibilité, par la même raison, d'une résorption purulente ; ce qui revient à dire, que le pus se trouve dans l'impossibilité absolue de passer de la cavité des veines dans le sang, puisque l'auteur nous dit *que ces canaux se trouvent constamment oblitérés*.

Dance, de son côté, a constaté, d'ailleurs, que lorsque le pus est formé, il se trouve ordinairement séquestré au milieu du caillot ou des fausses membranes.

A la suite d'une observation rapportée par M. Cruveilhier, nous lisons qu'une femme nouvellement accouchée est prise, le 12 juillet 1832, de tous les symptômes d'une phlébite utérine, d'abord combattue efficacement par les sangsues à l'hypogastre et les injections émollientes. Du 25 juillet au 3 août elle paraît guérie ; elle nourrit son enfant avec succès. Tout-à-coup, invasion de nouveaux symptômes, oppression, toux, anxiété, état nerveux, fréquence extrême du pouls ; mort le 9 août, vingt-huit jours après l'accouchement.

« A l'ouverture, on trouve que l'utérus est revenu sur lui-« même ; il dépasse beaucoup son volume naturel ; les veines « hypogastriques sont comme des cordes dures ; elles doivent « cette dureté aux caillots *compactes adhérens* et décolorés qui « les *remplissent*. Les veines iliaques et crurales gauches, et

« quelques-unes de ses divisions contenaient des caillots moins « compactes, adhérens, évidemment d'une date récente; à la « base du poumon gauche plusieurs foyers de pneumonie lo- « bulaire à l'état d'induration rouge; deux foyers purulens « superficiels; œdème de la moitié postérieure des deux lo- « bes inférieurs des deux poumons; des concrétions dures « remplissaient les divisions de l'artère pulmonaire. Les caillots « des divisions sont rouges et peu adhérens aux parois, « tandis que les caillots du tronc étaient cohérens et déco- « lorés. Au centre du caillot principal est une collection de « pus, qui offre tous les caractères du pus phlegmoneux; « plus loin, le caillot est décoloré et forme *un cylindre* « *plein.* »

D'après ces faits, M. Cruveilhier ajoute que la malade qui fait le sujet de cette observation a succombé à une phlébite pulmonaire, après avoir résisté à la phlébite utérine et hypogastrique; et que l'histoire clinique coïncide d'ailleurs parfaitement avec le résultat fourni par l'anatomie pathologique. On conçoit, dit M. le professeur Cruveilhier, qu'il suffit qu'un peu de pus formé dans les vaisseaux utérins et pelviens se soit mêlé au sang, pour expliquer les foyers inflammatoires de la base des poumons, et l'inflammation de l'artère pulmonaire et de ses divisions.

Après avoir examiné cette observation, j'avoue qu'on a de la peine à admettre les conséquences que l'auteur en déduit; car il est à remarquer que les vaisseaux utérins et pelviens ne contenaient pas un atome de pus, et que le caillot conservait encore toute son intégrité; et cependant l'auteur nous dit que c'est là un exemple du passage du pus dans le sang!...

D'autres observations analogues pourraient être encore rapportées, mais nous aimons mieux nous en abstenir, pour ne pas fatiguer le lecteur, d'autant que les faits qu'elles pourraient nous fournir n'éclaireraient pas davantage la question qui nous occupe, déjà suffisamment approfondie, j'aime à le croire.

Passons maintenant aux observations rapportées par Dance, et voyons si elles sont plus concluantes en faveur de l'absorption purulente par les veines, que celles que nous venons de voir.

A cet effet, nous lisons à la suite d'une observation, *Archives générales de médecine*, décembre 1828 : « La cavité « des vaisseaux de l'utérus, dit Dance, était tapissée par une « couche épaisse de pus qui avait presque la consistance d'une « fausse membrane. En quelque point de la matrice qu'on « pratiquât une incision, on mettait à découvert plusieurs de « ces espèces de sinus purulens. Le volume des deux ovaires « était de deux tiers plus considérable que dans l'état natu- « rel ; leur substance paraissait criblée de petits abcès ; mais « le pus provenait également de l'intérieur des veines, qui se « distribuent à ces organes. Enfin, les deux veines ovariques « étaient transformées, *jusqu'au milieu de leur hauteur,* « *en cordons solides et volumineux,* dans l'intérieur des- « quels on trouvait des fausses membranes épaisses et adhé- « rentes à leurs parois. Les altérations ne s'étendaient pas « aux autres veines de l'abdomen. »

Dans la seconde observation, l'auteur dit également qu'à l'autopsie d'une femme récemment accouchée, la plupart des veines qui rampent dans l'épaisseur de l'utérus étaient pleines de pus ; la veine ovarique droite était tapissée dans toute son étendue par une fausse membrane, au centre de laquelle on trouvait une matière purulente mêlée avec des caillots de sang ; et, pour corroborer son opinion, l'auteur ajoute que Wilson a vu les membranes principales de l'utérus épaissies, et leur cavité *partiellement oblitérée ;* toutes les veines iliaques et leurs plus grosses branches, particulièrement celles qui ramènent le sang de l'utérus, épaissies, et leur cavité oblitérée par la lymphe ou des caillots; que les parois de la veine cave étaient au moins trois fois plus épaisses qu'à l'ordinaire, et qu'elles adhéraient d'une manière très intime aux parties environnantes. Ce vaisseau contenait quatre onces de pus, bien formé, qui n'avait pu se rendre *jusqu'au cœur, à cause du resserrement et de l'obstruction de la veine par des fausses membranes.*

Que voyons-nous encore ici, si ce n'est des veines toujours oblitérées, jamais d'espace libre au centre des caillots pour le passage du pus, comme le prétendent le plus grand nombre des partisans de l'absorption purulente par la voie veineuse? sans oublier encore que l'inflammation suppurée est toujours limitée par l'inflammation adhésive!....

D'autre part, James Bruce (*Recherches sur la phlébite, lues à la Société médicale de Liverpool*, 24 *décembre* 1840) dit : « J'ai vu les veines du bras remplies de pus, et cette disposition cesser vers l'axillaire. Ce point offrait, pour toute « différence une teinte plombée de la membrane interne. »

Dans un autre exemple de phlébite du sinus latéral, l'auteur a vu aussi cette veine oblitérée vers le confluent des sinus, tandis que, vers l'autre extrémité, il y avait un caillot sanguin adhérent qui oblitérait son calibre. J'ai vu aussi, dans mon service à l'hôpital militaire du Gros-Caillou, la veine crurale remplie par un caillot et des fausses membranes jusqu'à la région de l'aine; mais, à partir de ce point, la membrane interne cessait d'être rouge pour prendre, ainsi que le sang, son état normal, chez un individu qui était atteint d'œdème douloureux de la jambe gauche. Ceci nous prouve encore une fois que le pus n'a pu pénétrer dans le torrent circulatoire par la voie veineuse. Mais alors comment se rendre compte de la formation des abcès pulmonaires ou autres, ainsi que de la suffusion purulente dans les plèvres? A cela je répondrai d'abord, comme le pensent aussi MM. Andral et Tessier, que le pus peut devenir la cause primitive des altérations des fluides, indépendante de toute inflammation primitive ou secondaire du système veineux, d'autant que l'existence du caillot obturateur vient détruire complétement par sa présence les théories des auteurs de l'absorption purulente veineuse. Les partisans de cette absorption établissent entre la phlébite adhésive et la phlébite suppurée, ces différences : 1° la phlébite, même suppurée, ne détermine que des phénomènes locaux ; 2° le pus, circonscrit par une phlébite adhésive, toute la partie de la veine qui est le siége de la suppuration est devenue étrangère à la circulation. Or, si la mort arrive en pareil cas, il faudra nécessairement admettre avec nous qu'elle n'a pu être produite que par l'état local de la maladie, et avouer qu'il n'y a, et qu'il ne peut y avoir introduction du pus par les veines, puisque, une dernière fois, la phlébite suppurée est toujours limitée par la phlébite adhésive, et que la suppuration, s'il y en a, se trouve constamment déposée au milieu du caillot, lequel est situé, d'après M. Cruveilhier, aux limites de l'inflammation veineuse. La barrière formée par le caillot est tellement forte, en outre, M. Tessier (*loco cit.*) qu'il est plus facile au pus de passer du centre du fémur, par exemple, à la peau, que de franchir l'adhérence qu'il isole du sang dans la phlébite, sauf le cas de violence mécanique.

Ainsi donc, le mélange du pus avec le sang ne saurait avoir lieu, d'après ce que nous venons de voir, ni par absorption, ni par le mélange direct par suite de phlébite, *quelle qu'elle soit.*

Phénomènes de l'absorption du pus dans la fièvre purulente.

En ouvrant le *Dictionnaire de médecine et de chirurgie*

(p. 643, art. *de M. Cruveilhier*) on lit : « Aussitôt qu'a lieu « le mélange du pus et du sang, il se manifeste des symptômes « typhoïdes adynamiques, ataxiques, précédés d'un frisson « interne, et bientôt suivis de mort ; et souvent on trouve « dans un état désespéré le malade qu'on avait laissé très « bien portant la veille ; dans quelque cas, il semble qu'on « peut déterminer le moment précis ou s'opère l'infection. »

Dance (*Archiv. génér. de méd. p.*, 164. 1829) rapporte également que le pus se mêle quelquefois avec le sang, en pénétrant dans le torrent circulatoire, et qu'il y manifeste *aussitôt sa présence* par des désordres tels qu'ils ne peuvent être attribués qu'à une cause de cette nature.

D'après cela, si le pus était une matière de nature à être absorbée par les veines, s'il pénétrait, en un mot, comme le pensent les partisans de l'absorption purulente veineuse, dans le torrent circulatoire, la fièvre hectique de consomption par suite de résorption purulente, n'existerait pas, puisque son introduction dans les veines est, dites-vous, bientôt suivie de mort : ce liquide n'est pas absorbé directement par les veines, par cela seul que cette fièvre peut durer plusieurs mois et souvent des années, et que nous voyons journellement des abcès du poumon, du foie, ou des empyèmes purulens et fétides, rester des mois entiers sans que le malade en meure.

Sous ce rapport, les opinions que nous venons de rapporter plus haut se trouvent, du reste, conformes aux expériences faites sur les animaux par M. le professeur Orfila et M. Gaspard, et à celles que j'ai pratiquées moi-même et que je vais rapporter :

Expérience I[e]. — J'ai introduit, à midi, dans le tissu cellulaire du ventre d'un chien de moyenne taille, une once de pus sanguinolent provenant du tissu cellulaire du périnée d'un malade atteint de pleurésie chronique avec épanchement. Après l'opération, l'animal a été maintenu couché sur le dos, afin d'empêcher le pus de s'écouler par l'ouverture de la plaie; puis ayant été détaché, il s'est promené et a vomi plusieurs fois; le soir, il était couché sur le ventre ne voulant prendre aucun aliment solide; il était très altéré, avait la tête basse, l'œil terne, marchait encore sans difficulté lorsqu'on l'obligeait à changer de place. Le lendemain, à sept heures du matin, il paraissait très abattu; le ventre était très sensible au toucher. Il est mort dans la nuit suivante, après avoir rendu par la bouche et l'anus une grande quantité de matières sanguinolentes demi-solides.

A l'autopsie, tout le côté sur lequel le pus avait été déposé était rouge livide; la portion du péritoine correspondante était très enflammée; le poumon renfermait une grande quantité de sang noir, et le cœur quelques caillots ayant une consistance de gelée de groseilles. L'estomac paraissait enflammé; le foie présentait quelques taches noirâtres sur sa convexité. Les veines, dans le voisinage de la plaie, participaient à la rougeur des parties; l'intérieur de ces canaux était vide. Les ganglions lymphatiques de l'aine étaient rouges et tuméfiés; les vaisseaux afférens et efférens n'ont pas pu être observés à cause de leur petitesse.

Expérience IIe. J'ai injecté dans la veine jugulaire d'un chien de petite taille huit grammes de pus *louable* provenant d'un abcès phlegmoneux. Immédiatement après l'injection, l'animal éprouva une dyspnée très forte avec abattement général. Il se coucha aussitôt sur le côté opposé de la plaie ne pouvant plus se tenir sur ses jambes, la tête constamment renversée en arrière. Il refusa toute espèce d'alimens; au bout d'une heure, la prostration des forces allait toujours en augmentant; il rendit des excrémens noirâtres et floconneux; la respiration devint de plus en plus rare et profonde; quelques efforts de vomissemens se manifestèrent seulement, attendu que l'animal n'avait pas mangé de la journée; deux heures après l'opération, il expira après avoir éprouvé deux ou trois mouvemens convulsifs.

A l'autopsie faite immédiatement après la mort, nous trouvâmes les poumons gorgés de sang très noir, de la sérosité dans la plèvre droite, côté sur lequel l'animal était resté couché; le cœur renfermait du sang noir d'une consistance gélatineuse, sans traces de pus; le tube digestif ne présentait rien de particulier à noter.

Expérience IIIe. Un lapin, dans la veine jugulaire duquel une même quantité du pus fut injectée, mourut dans l'espace d'un quart d'heure. Depuis l'opération jusqu'au moment de la mort, il resta presque sans mouvement comme s'il avait été paralysé. Les altérations trouvées à l'autopsie étaient les mêmes que celles rencontrées dans l'expérience précédente.

Expérience IVe. N'ayant pu suivre le trajet des vaisseaux lymphatiques chez le chien de l'expérience première, j'ai répété la même expérience sur un autre chien d'une taille beaucoup plus forte. J'ai introduit, en conséquence, deux onces de pus dans le tissu cellulaire sous-cutané de la cuisse, et les phénomènes notés dans la précédente opération ont été de nouveau observés, avec cette différence que l'animal a vécu trois jours et qu'il a pu prendre des alimens pendant la première journée.

A l'autopsie, indépendamment du sang noirâtre trouvé dans les poumons et le cœur, les ganglions de l'aine, du côté opéré, étaient rouges et gonflés. En remontant vers les racines des vaisseaux afférens, j'ai remarqué à travers les parois un liquide épais blanchâtre, ressemblant à la matière purulente déposée au moment de l'opération. Rien de semblable n'existait du reste dans les vaisseaux lymphatiques efférens. Les veines étaient d'un rouge foncé comme toutes les parties de la plaie; il n'existait à l'intérieur aucune trace de phlébite ni suppurée ni adhésive ; la tunique interne avait à peine changé de couleur.

Expérience Ve. J'ai injecté dans le tissu cellulaire sous-cutané de la cuisse d'un gros chien, après avoir insufflé de l'air dans la partie, à l'aide d'un soufflet, une once de matière purulente provenant de l'expectoration d'un malade atteint de phthisie pulmonaire au troisième degré. Deux jours après l'opération, on voyait suinter à travers la petite plaie une sérosité citrine qui, en pénétrant dans le tissu cellulaire de la jambe, y avait déterminé un engorgement considérable. Dans cet état, l'animal aurait encore pu vivre plus long-temps, mais désirant connaître, à cette époque de la maladie, l'état anatomique des parties enflammées, j'ai injecté tout de suite 4 grammes de la même matière dans la veine jugulaire, et au bout d'un quart d'heure l'animal avait cessé de vivre, après avoir rendu une grande quantité d'urine et poussé des cris aigus au moment de la mort.

A l'autopsie faite une heure après, la veine jugulaire autour de laquelle aucune ligature n'avait été appliquée, ayant été divisée dans toute sa longueur, présentait un caillot très dense, cylindrique, de l'étendue d'un pouce qui s'arrêtait à l'orifice auriculaire. Ce caillot était formé longitudinalement, d'un côté par du sang noir, et de l'autre par un caillot fibrineux jaunâtre très solide, dans l'intérieur duquel il était impossible de retrouver les plus petites traces de la matière injectée. Ce caillot fibrineux était de la même nature que ceux que l'on rencontre si souvent dans les autopsies des hommes dont la vie s'est éteinte lentement. Les cavités gauches du cœur étaient remplies de sang noir coagulé, et les droites presque vides; les poumons étaient affaissés sur eux-mêmes, contenant à peine quelques gouttes de sang.

La cuisse examinée avec attention offrait une infiltration purulente formée aux dépens du tissu cellulaire environnant, laquelle envahissait déjà les espaces inter-musculaires de la cuisse. Au milieu du foyer, on voyait sur les points qui avaient été le siége principal de la suppuration, et corrodés par suite du travail inflammatoire, de petits cylindres vermiculaires noirâtres formés par le sang des vaisseaux capillaires sanguins coagulés; tandis que les grosses racines et les troncs veineux ne renfermaient qu'une très petite quantité de sang, sans aucune trace d'inflammation des tuniques; les artères étaient vides et leur tissu dans l'état normal. On voyait en outre se dessiner çà et là, dans les intervalles du tissu cellulaire infiltré, des vaisseaux lymphatiques qui, examinés à travers un verre grossissant, présentaient dans leur intérieur une teinte blanchâtre légèrement citrine; les ganglions lymphatiques avaient augmenté de volume et leur tissu était d'un rouge pâle.

J'ai injecté également, après une insufflation d'air, une once de sang demi-putréfié, dans le tissu cellulaire de la cuisse opposé du même chien, immédiatement après la première opération; au bout de deux jours, cette jambe était infiltrée, beaucoup moins toutefois que la jambe opposée. La peau de la cuisse ayant été divisée après la mort, on voyait, à la place du sang injecté, une liqueur purulente, épaisse, d'un jaune citrin, sans aucune trace de la couleur du sang injecté. On voyait également, comme dans la cuisse opposée, sur les points les plus désorganisés, dans ce détritus des parties suppurées, les mêmes petits cylindres noirâtres, racornis, formés par le sang des capillaires sanguins. Les veines presque vides et sans rougeur; les vaisseaux lymphathiques étaient peu apparens et les ganglions beaucoup moins volumineux que dans le côté opposé.

De l'état anatomique des veines dans la fièvre purulente.

Disons d'abord que l'état des parois veineuses est loin d'être constant dans la fièvre purulente, bien que certains médecins aient pensé que la phlébite est indispensablement liée à la fièvre purulente, et *vice versâ*. Il n'en est pas ainsi ; la coïncidence de la phlébite avec cette fièvre est au contraire très variable. Les saisons paraissent surtout avoir une très grande influence sur la fréquence de l'altération purulente des veines, et tous les médecins ont remarqué aussi que les saignées, par exemple, déterminent à certaines époques des phlébites qui sont positivement étrangères à l'opération ainsi qu'à l'état des lancettes. On a observé cependant que cette coïncidence se faisait remarquer à-peu-près dans la moitié des cas, et M. Tessier a obtenu, pendant cinq années qu'il s'est livré à la recherche de ces rapports de maladies, un résultat analogue. M. le professeur Velpeau (*Méd. opér. introd.*) a également trouvé, dans des circonstances où un foyer de suppuration existait, treize fois la fièvre purulente en l'absence de toute phlébite.

« Chez les sujets, dit M. Tessier (*loco cit.*), qui ont succombé à la fièvre purulente, les veines enflammées se présentent avec une forme cylindrique, une résistance et une coloration insolites. Pour arriver jusqu'à elles, le bistouri trouve un tissu cellulaire infiltré d'une sérosité d'un aspect variable ; et au lieu de cette infiltration on peut rencontrer un phlegmon diffus. Après avoir incisé les parois des veines, on trouve leur cavité remplie, soit par du sang coagulé, soit par du pus, soit par une substance jaunâtre semi-liquide pulpeuse. On voit encore, mais rarement, une partie de la veine détruite dans un ou plusieurs points, permettre au dépôt contenu dans sa cavité de communiquer avec le pus collecté dans le tissu cellulaire ambiant. Enfin, dit l'auteur, aux limites de l'inflammation, soit du côté du cœur, soit du côté des extrémités, il existe toujours une adhésion qui séquestre le foyer pathologique et l'empêche de communiquer avec le sang. »

Ici l'explication est facile : Les veines, dites-vous, sont oblitérées ; alors, que reste-t-il pour livrer passage au pus, si ce n'est le système lymphatique ? Ou bien nous serons forcés d'admettre le développement spontané de la matière purulente ?

De l'état anatomique des vaisseaux lymphatiques dans la fièvre purulente.

Nous rapporterons à cet effet l'opinion du savant professeur Velpeau (*Arch. génér. de méd.*, juin 1835):

« Il est, dit cet auteur, un autre système dans l'économie, « qui semble participer avec les veines à la production d'une « foule de lésions. Je veux parler du système lymphatique. « On dirait en effet que, sous ce point de vue, les observateurs « l'ont laissé où en était le système vasculaire à sang noir, « avant les recherches de J. Hunter et les travaux modernes. « Adoptant les idées de Mascagni sur le rôle physiologique, « je me suis attaché de bonne heure à en étudier les altéra- « tions. Je m'étais dit : puisque les vaisseaux lymphatiques « existent partout et qu'à l'instar des veines ils servent à la « circulation convergente, ils doivent, comme les veines aussi, « transporter d'un point dans un autre les germes de mala- « dies nombreuses. »

Cette opinion, pour nous, est de toute évidence ; car, si dans les cas de phlébite suppurée ou adhésive il existe une résorption purulente, comme personne ne saurait en douter, dans une foule de circonstances du moins, cette résorption ne peut se faire que par la voie des lymphatiques, la nature n'ayant plus d'autres moyens de transport à sa disposition, puisque l'état pathologique des veines, comme nous venons de le voir, s'oppose à l'entrée du pus.

M. le professeur Cruveilhier, dont l'opinion, comme nous l'avons déjà dit, est toute en faveur de l'absoption veineuse, rapporte (*Dict. en* 15 *vol.* art. *phléb.*): « Ainsi, les veines ne « remplissent pas seulement le rôle subalterne de rapporter « au cœur le sang qui a servi à la circulation artérielle, elles « forment encore une grande partie de ce système capillaire; « elles constituent un vaste réservoir dans lequel se passent « tous les grands phénomènes de la nutrition, des sécrétions « et de l'inflammation, et dans lesquels sont déposés, avec les « produits de l'absorption, toutes les causes morbides qui pé« nètrent ou s'engendrent dans l'économie. »

Nous rappellerons ici ce que nous avons déjà dit plus haut, à quoi serviraient les vaisseaux lymphatiques si tout est pour les veines et par les veines? Quant à nous, nous sommes convaincu que les faits sont contraires et tels que nous les avons développés ailleurs. L'opinion de M. Cruveilhier, sur ce point, est que le pus ne peut passer dans le torrent circulatoire par les vaisseaux lymphatiques, parce que les abcès qui se développent dans les poumons ou le foie, si fréquens dans la phlébite utérine, n'ont jamais été observés dans la lymphite ; mais cela ne prouve rien, attendu que, dans la fièvre purulente proprement dite, l'inflammation des vaisseaux lymphatiques est très rare, ou mieux elle n'existe pas. Il y a seulement dans ce cas engorgement, plénitude des vaisseaux afférens, ainsi que des ganglions, à cause de la tendance à la décomposition de toutes les parties de l'organisme. Tous ces produits étant pour ainsi dire de nature animale, deviennent par conséquent la propriété exclusive du système lymphatique. Telles sont les causes de cet engorgement et de cette dureté que l'on remarque parfois sur le trajet des vaisseaux lymphatiques dans la fièvre lente de consomption ou l'œdème plus ou moins douloureux des membres. Et remarquez que, dans l'état véritablement inflammatoire, dans le cas de lymphatite, par suite de blessure reçue, par exemple, pendant la dissection d'un cadavre en putréfaction, l'inflammation de ces canaux n'est pas pour cela un obstacle à la circulation lymphatique; le calibre du vaisseau peut bien être diminué; la lymphatite peut bien aussi devenir adhésive et suppurée, ce qui est rare; mais toujours est-il que les produits que ces canaux renferment, nous voulons parler des canaux afférens, ne sont pas encore de nature coagulable: ce n'est pas de la lymphe qui est là, ce n'est qu'un assemblage de matériaux hétérogènes qui, soumis plus tard à l'action vitale et décomposante de l'appareil ganglionnaire, deviendra lymphe, lymphe coagulable comme le sang dont elle aura les propriétés, moins la couleur.

C'est à ces dispositions physiologiques et anatomiques des parties qu'il faut attribuer la libre circulation des produits renfermés dans le système lymphatique. Toutefois, et malgré l'action décomposante et assimilatrice des ganglions, il n'est pas moins vrai que si les matériaux contenus dans les canaux afférens sont de mauvaise nature, la lymphe qui en sera le résultat se trouvera elle-même dans des conditions peu favorables à la nutrition et au maintien du bien-être de l'individu : de là cet état de cachexie ou de fièvre lente de résorption, qui détruit peu-à-peu la vie du sujet, et qui bientôt le conduira au tombeau. Mais une circonstance digne d'attention, c'est que les ganglions lymphatiques peuvent être suppurés sans que les vaisseaux lymphatiques présentent de traces de phlegmasie, et réciproquement. Il en est de même des vaisseaux et ganglions chylifères, dans la fièvre typhoïde, par exemple. Ceci nous conduit naturellement à parler de la diathèse purulente, diathèse qui n'est pas admise par les partisans de la résorption purulente veineuse; et cependant il existe de nombreuses observations qui prouvent que le pus peut se trouver dans le sang et la bile, bien qu'il soit très rare à la vérité d'en trouver chez les sujets morts de fièvre purulente; on conçoit néanmoins la possibilité de son existence, attendu que le sang n'est pas plus à l'abri d'une transformation de cette nature que les autres humeurs ou solides de l'économie; on pourrait même dire qu'il y est plus disposé, car c'est lui qui fournit en grande partie les matériaux de la suppuration, comme le prouvent d'ailleurs les observations relatives aux collections purulentes. Il faut dire aussi que si ce mélange se présente rarement, cela tient à l'incompatibilité des deux produits dont la réunion donne presque immédiatement la mort. Ainsi donc, l'absorption du pus ne peut se faire par la voie veineuse, car cet état de choses est contraire à la nature, qui veille sans cesse au maintien de la vie, et à l'harmonie par conséquent de nos fonctions sans laquelle il ne saurait y avoir d'existence possible.

Quant aux abcès métastatiques, il est impossible de les admettre, par suite du passage du pus dans les veines, du moins comme le pensent MM. Cruveilhier et Dance, puisque la présence de ce produit dans le sang détermine immédiatement des phénomènes morbides tellement graves que la mort en est bientôt la suite : or la cessation de la vie, si cela était, arriverait nécessairement bien avant la formation des collections purulentes. Dans tous les cas, on remarquera que ces abcès présentent d'ailleurs les mêmes phénomènes anatomiques que les autres foyers purulens, et qu'il n'est pas non plus rationnel d'attribuer à ce mode d'absorption la cause de la fièvre purulente, puisqu'on rencontre très souvent des abcès ou des infiltrations du pus qui s'établissent d'emblée dans les diverses parties du corps sans que les veines ni le sang présentent les plus légères traces de phlébite, ou des traces de décomposition sanguine. Il faut remarquer, en outre, que l'effet du mélange du pus avec la lymphe ne présente pas les mêmes dangers, du moins aussi immédiatement ; car les phénomènes de l'intoxication par la voie lymphatique se déclarent toujours avec lenteur, tant à cause de la difficulté du cours de ce fluide que de l'action atténuante du travail ganglionnaire. Néanmoins il arrive toujours qu'au bout d'un certain temps l'organisme se trouve profondément altéré, ce qui constitue cet état fébrile connu sous le nom de fièvre hectique de consomption, si bien décrite par l'immortel Broussais. A l'autopsie des individus qui ont succombé à cet empoisonnement, on rencontre la fluidification du sang, le ramollissement de tous les tissus, et souvent aussi des infiltrations ou abcès purulens dans les diverses parties du corps.

Il résulte, en dernière analyse, de tout ce qui précède : 1° que les veines ne jouissent pas de la propriété d'absorber le pus ; 2° qu'elles n'absorbent pas davantage les matières animales putréfiées ; mais comme il n'existe dans l'économie que deux voies d'absorption, nous serons forcés nécessairement d'admettre que les vaisseaux lymphatiques sont spécialement chargés de cette importante fonction ; de même qu'ils absorbent aussi toutes les matières ayant pour base une substance animale ; à moins toutefois, ce qui paraît probable dans quelques cas seulement, que le pus ne soit la cause primitive et spontanée des diverses collections purulentes que l'on trouve chez les individus qui ont succombé à la fièvre purulente. L'expérience n° 5 nous démontre, en outre, par la coagulation du sang dans les veines et les capillaires situés au milieu des parties en travail de suppuration, qu'il existe une impossibilité physique à la circulation sanguine, et par conséquent au transport du pus. Ajoutons encore que les radicules et les troncs veineux étaient presque vides dans la veine où le pus avait été injecté, tandis qu'aucun obstacle n'existait dans le cours de la lymphe, et que ses canaux renfermaient plus de liquide encore que dans l'état ordinaire.

Il est rationnel de penser enfin, d'après l'état physique du pus, que l'absorption de cette matière ne peut s'exercer que sur la partie la plus fluide du liquide purulent, car il paraît difficile d'admettre que le diamètre des globules de pus puisse traverser les mailles serrées des tuniques vasculaires pour arriver ainsi dans le torrent circulatoire, pas plus qu'à travers les pores ou les imperceptibles bouches aspirantes des vaisseaux absorbans.

De l'absorption pulmonaire.

L'absorption pulmonaire, au point où nous sommes arrivés de la question, sera d'autant plus facile à comprendre, que nous nous trouverons pour ainsi dire en présence des mêmes organes, ou du moins en présence des mêmes dispositions organiques, avec cette différence toutefois que, dans la région du corps qui nous occupe, l'absorption des matières se fait avec une plus grande facilité, et qu'elle est promptement suivie de l'apparition des caractères spécifiques de chaque substance, dans les diverses sécrétions ; de telle sorte que l'eau, l'alcool, la strychnine, le cyanure de potassium, l'acide gallique, l'acide cyanhydrique, l'arsenic, les teintures d'indigo, de safran, en un mot toutes les substances qui appartiennent au règne végétal ou minéral sont, comme nous l'avons vu à l'égard de l'absorption cutanée, promptement absorbées, et leurs propriétés spécifiques bientôt après en état d'être signalées dans le sang veineux ou dans les diverses sécrétions organiques, telles que la bile et l'urine en particulier.

L'absorption dans cette partie du corps est si rapide, que Mage, après avoir injecté de la teinture d'iode ou de safran dans la trachée-artère de plusieurs lapins, a remarqué que l'urine de ces animaux présentait des traces de ces substances au bout de dix minutes.

Il serait superflu, je pense, d'exposer de nouveaux faits à ce sujet, attendu que toutes les expériences, sans exception, que nous avons rapportées plus haut, et que toutes les interprétations et les réflexions que nous pourrions y ajouter, seraient conformes à ce que nous avons dit en parlant de l'absorption cutanée.

Nous dirons seulement, pour ce qui a rapport à la résorption des produits sécrétés, que leur départ ou leur séparation a lieu ici de la même manière que s'ils se trouvaient placés dans l'estomac.

Toutes les matières colorantes, les sels, les substances métalliques, les liquides nourrissans doivent aussi par la même raison se conduire de la même manière. Et nous ajouterons à cette occasion, que cette nouvelle loi des phénomènes de l'absorption dans les poumons nous paraît de nature à jeter un grand jour sur la grave question de la tuberculisation pulmonaire.

De l'absorption des membranes séreuses.

En examinant par l'analyse, comme nous l'avons fait jusqu'à présent, les expériences fournies par les plus célèbres physiologistes, nous trouvons encore ici, d'après MM. Magendie, Emmert et Hæring, qu'après avoir injecté dans l'intérieur des membranes séreuses les principes colorans de l'indigo, de la garance ou du safran, toutes ces substances ont été retrouvées dans l'urine après un laps de temps aussi court que si on les eût injectées dans les veines. Ces expériences, qui ont été répétées par M. Flandrin sur des chevaux, ont donné les mêmes résultats, ce qui fait dire, en passant, à cet auteur qu'il n'a jamais vu de matière colorante dans les vaisseaux lymphatiques.

L'eau et le vin, d'après Hallé, injectés dans l'intérieur du péritoine, disparaissent aussi avec une très grande facilité, et sont retrouvés quelques instans après dans le sang veineux; il en est de même, et cela devait être, à l'égard des substances minérales et salines. A ce sujet, Christison nous dit qu'ayant expérimenté de cette manière avec le cyanure de potassium et l'acide oxalique, il a reconnu la présence de ces substances, après un très court espace de temps, dans les urines. C'est ainsi que la vitesse de leur apparition ne nous permet pas de douter un seul instant de l'action toute spéciale du système veineux à leur égard.

Nous voyons aussi, d'après Fodéra, que la strychnine déposée sur la plèvre, que l'huile essentielle d'amandes amères étendues sur la tunique péritonéale du foie ou de l'intestin, ont donné lieu chaque fois, après un temps très court, à l'empoisonnement avec autant d'énergie que si ces matières eussent été injectés dans les veines.

D'après les expériences de MM. Magendie et Delille, l'*ipo*, déposé dans l'intérieur des plèvres, donne la mort avec la même promptitude, qu'on ait lié le canal thoracique avant ou après l'application du toxique.

Le cyanure de potassium, appliqué de la même manière dans la poitrine ou dans l'abdomen après avoir eu le soin de lier chaque fois le canal thoracique, a été retrouvé bientôt après dans le sang et non dans les vaisseaux lymphatiques; de même aussi, on voit l'opium assoupir, et le vin produire l'ivresse toutes les fois que ces substances sont déposées dans les membranes séreuses.

Nous devons maintenant examiner ce qui se passe alors que la matière mise en contact avec les membranes séreuses, se trouve être de nature animale. Il est indispensable, je crois, de rapporter d'abord les expériences qui ont été faites à ce sujet par MM. Ségalas et Hæring, lesquels pensent que l'huile grasse et la graisse ne sont nullement miscibles avec la lymphe, ni assez stimulantes pour exalter la force vitale des vaisseaux absorbans; c'est à cause de cela, dit aussi le savant Burdach, que ces substances résistent à l'absorption. Dans leurs expériences, MM. Ségalas et Hæring, après avoir déposé de la graisse dans la cavité abdominale d'un chien, l'ont retrouvée encore au bout de *dix jours* sans qu'elle eût éprouvé de diminution sensible. Chercher à expliquer, comme le font tous ces physiologistes, le défaut d'absorption de la matière grasse en invoquant le défaut d'exaltation de la force vitale, c'est, à notre avis, s'appuyer sur une explication bien peu physiologique. Pour nous, la cause véritable de la difficulté de l'absorption des substances grasses tient, d'une part, à la nature propre, à la composition élémentaire des corps gras, lesquels ne renferment pas le principe véritablement animalisant, l'azote, comme on peut le voir d'ailleurs par les recherches de M. Chevreul. En second lieu, cette difficulté s'explique par la texture particulière des séreuses dont l'organisation est loin d'être connue, comme le prouvent encore les travaux récens de M. Velpeau sur les cavités closes naturelles ou accidentelles de l'économie. Nous croyons nécessaire néanmoins de rappeler, dans l'intérêt de la question qui nous occupe, les opinions généralement admises sur la texture des séreuses. Rudolphi, en parlant des fonctions de ces membanes, dit qu'elles ne fournissent elles-mêmes aucune sécrétion, et ne forment autour des parties qu'elles enveloppent qu'une barrière qui les isole, ne laissant passer à travers leur tissu que la perspiration fournie par le tissu cellulaire à l'égard duquel elles remplissent les mêmes fonctions que l'épiderme par rapport à la peau. Burdach dit aussi que les vaisseaux qui arrivent aux membranes séreuses sont sous forme de capillaires, incolores, et qu'ils proviennent du tissu cellulaire dans lequel seulement on peut les voir; que ce tissu cellulaire sert à ces membranes de moyen d'adhésion aux organes qu'elles enveloppent et dont elles maintiennent l'indépendance; que leur tissu se compose de vésicules particulières qui, vues au microscope, ressemblent au tissu cellulaire. C'est là, il faut le dire, l'opinion à laquelle viennent en dernière analyse se réunir la plupart des anatomo-physiologistes. Quant à la présence des vaisseaux lymphatiques, ils y sont très rares et à peine visibles, dit le professeur Mojon; et M. Magendie avoue positivement (page 212, tome II) n'en avoir jamais aperçu ni dans l'arachnoïde ni dans la membrane hyaloïde, dont les dispositions anatomiques sont entièrement analogues à celles du péritoine et de la plèvre. En parlant du péritoine, M. Cruveilhier (*Anatomie descriptive*, tom. II, page 814) dit que le péritoine, comme toutes les séreuses, est dépourvu d'artères, de veines et de nerfs; que ceux que l'on voit dans l'épaisseur des épiploons et du mésentère n'appartiennent pas en propre à cette membrane, et que la structure du péritoine, comme d'ailleurs celle de toutes les membranes séreuses, *paraît* entièrement lymphatique.

Quant à nous, acceptant dans cette circonstance l'opinion générale comme l'expression de la vérité, nous dirons, ainsi que nous l'avons fait pressentir plus haut, que le défaut, ou mieux la difficulté d'absorption des corps gras par les séreuses tient nécessairement à la rareté des vaisseaux lymphatiques dans ces membranes, puisque l'axonge appliquée sur la peau recouverte même de son épiderme disparaît par absorption dans l'espace de quelques heures, comme le prouvent d'ailleurs nos expériences relatives à l'action des corps gras dans le traitement des érysipèles.

Nous savons aussi qu'il existe naturellement dans l'intérieur des membranes séreuses une certaine quantité de liquide, exhalé et résorbé dans les mêmes proportions, mais que si ce liquide devient plus considérable la résorption en est souvent impossible. Il arrive quelquefois, cependant, que la partie aqueuse du liquide disparaît à la fin des maladies qui ont provoqué l'épanchement; mais cela tient à ce que des veines nombreuses sillonnent ces membranes, tandis que la partie animale, l'albumine tenue en dissolution n'étant pas également absorbée, se réunit en flocons, trouble le liquide, forme des brides et s'organise bientôt sous forme de fausses membranes, lesquelles se déposent sur les parois des cavités séreuses, n'ayant pu trouver, comme la partie aqueuse, une issue aussi facile, les vaisseaux lymphatiques qui ont seuls le pouvoir de l'absorber n'existant sur ces sortes de membranes qu'à l'état pour ainsi dire rudimentaire. C'est ainsi qu'il convient d'expliquer également la présence de ces dépôts albumineux que nous rencontrons si souvent dans les pleurésies avec épanchement, de même que dans les péricardites et péritonites, soit aiguës, soit chroniques.

Dans l'examen que nous venons de faire de l'absorption en général, nous devons enfin reconnaître qu'il existe physiologiquement une attraction spécifique, une affinité que j'appellerai élective, en vertu de laquelle les substances animales sont exclusivement dévolues à l'action des vaisseaux lymphatiques, tandis que les substances végétales ou minérales sont absorbées par les vaisseaux veineux.

Grâce à cette nouvelle loi physiologique qui dévoile la manière d'être de la nature à l'égard de l'absorption des substances venues du dehors ou puisées au-dedans, la thérapeutique trouvera dorénavant un guide sûr pour arriver plus facilement à combattre les maladies de nos organes et les altérations de nos humeurs. Cette loi permettra en effet de connaître d'avance le chemin que chaque substance aura à parcourir pour être le plus vite possible en contact avec les parties souffrantes de notre organisme.

Dans le but de compléter ce travail, j'ai cru nécessaire de faire quelques expériences concernant le mode d'absorption de certains médicamens externes, tels que l'onguent mercuriel, la pommade d'hydriodate de potasse iodurée, et l'onguent citrin. De ce petit nombre de faits, il résulte que, sous la forme d'onguent, le mercure et l'iode n'ont pu être retrouvés ni dans le sang, ni dans les diverses sécrétions de plusieurs lapins, chez lesquels ces médicamens avaient été déposés, six heures auparavant, dans le tissu cellulaire sous-cutané de la partie interne de la cuisse ou du ventre; tandis que la teinture d'iode, et une solution d'hydriodate de potasse, déposées également dans le tissu cellulaire, ont pu être signalées dans les urines deux heures après l'opération; ce qui prouve évidemment que l'axonge, qui sert de véhicule aux substances salines ou minérales, comme probablement aussi aux substances végétales, est une cause d'empêchement à l'absorption de ces mêmes substances. Ces faits me paraissent dignes de la plus grande attention pour le praticien, alors surtout qu'il est nécessaire d'agir promptement, comme cela arrive, par exemple, dans des accès de fièvre pernicieuse, et que le sulfate de quinine ne pourrait être administré autrement que par la peau; la solution de ce sel serait alors infiniment préférable, et offrirait le seul moyen d'arriver à temps pour empêcher le retour de l'accès.

Des recherches dans ce sens me paraissent trop utiles pour ne pas en faire le sujet d'un travail spécial que je publierai plus tard.

Si le lecteur n'avait pas trouvé dans ce mémoire tous les moyens d'établir sa conviction, ou bien encore si quelques expériences ou explications ne lui avaient pas paru de nature à le satisfaire entièrement, nous dirions qu'il n'est pas toujours possible de prendre la nature sur le fait, et que cela est moins possible ici que partout ailleurs. En effet, les substances végétales ou animales assimilables se décomposent toutes, et leurs propriétés caractéristiques s'effacent sous l'influence des forces digestives de l'appareil gastro-intestinal ou de l'appareil ganglionnaire; de telle sorte qu'il nous est impossible, il faut le dire, jusqu'à présent du moins, de retrouver les traces de ces matières, soit dans la lymphe, soit dans le sang, soit enfin dans les diverses sécrétions organiques; et que les investigations que l'homme peut faire en ce genre s'arrêtent précisément là où commence cette mystérieuse métamorphose. Il est malheureusement à craindre que le voile épais qui la couvre ne soit encore long-temps appesanti sur elle, car tout ici nous porte à penser que l'action vitale, à l'aide de laquelle elle s'opère, restera, malgré les explications des chimistes et des physiciens, un sujet d'admiration pour l'homme, et pour la science, un avis salutaire de la faiblesse de son génie, de même que l'immortalité de l'âme et la connaissance de la cause de la vie ont toujours résisté à la puissance de l'imagination des philosophes de tous les siècles.

Ce que nous pouvons affirmer jusqu'à présent, c'est qu'il se passe entre les organes et les substances étrangères à l'organisme un phénomène vital, peut-être aussi quelques phénomènes chimiques ou physiques. Mais quels sont ces phénomènes? Comment des organes aussi délicats parviennent-ils à s'approprier des substances aussi grossières? C'est ce que nous ignorons; il faut seulement que nous acceptions les faits, comme nous acceptons encore aujourd'hui l'explication de la vertu somnifère de l'opium, d'après Molière.

CONCLUSIONS.

1° Toutes les matières végétales ou minérales mises en contact avec nos organes, dans un état facile d'absorption, sont absorbées par les veines;

2° Toutes les matières animales ou organiques, assimilables placée dans les mêmes conditions, sont absorbées par les vaisseaux lymphatiques;

3° La matière hétérogène absorbée est transportée dans le corps par les veines, tandis que la matière homogène l'est par les vaisseaux lymphatiques;

4° Enfin, l'absorption qui se fait à travers les vaisseaux lymphatiques n'introduit dans le corps que des matériaux propres à la nutrition ou quelquefois nuisibles, mais toujours de nature animale; tandis que les veines n'y apportent que des substances soit seulement impropres à entretenir la vie, soit nuisibles, mais toujours de nature végétale ou minérale. (1)

(1) Ce Mémoire, dont M. Flourens, secrétaire perpétuel de l'Académie des Sciences a donné une analyse succincte à l'Académie, dans la séance du 28 août 1843, analyse qui a été insérée dans le compte-rendu des séances de l'Institut, a été renvoyé à une commission composée de MM. Magendie, Pelouze et Velpeau.

FIN

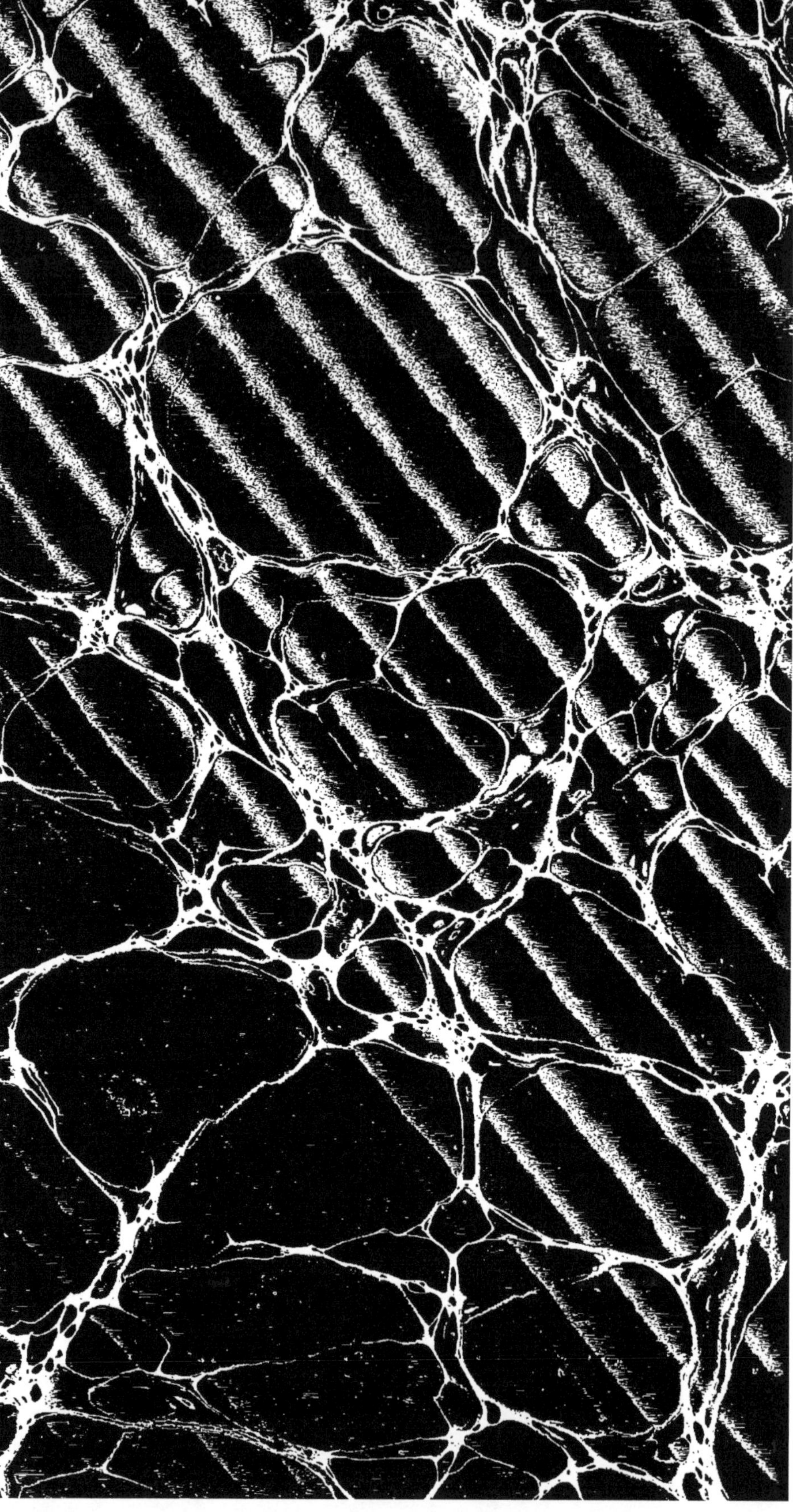

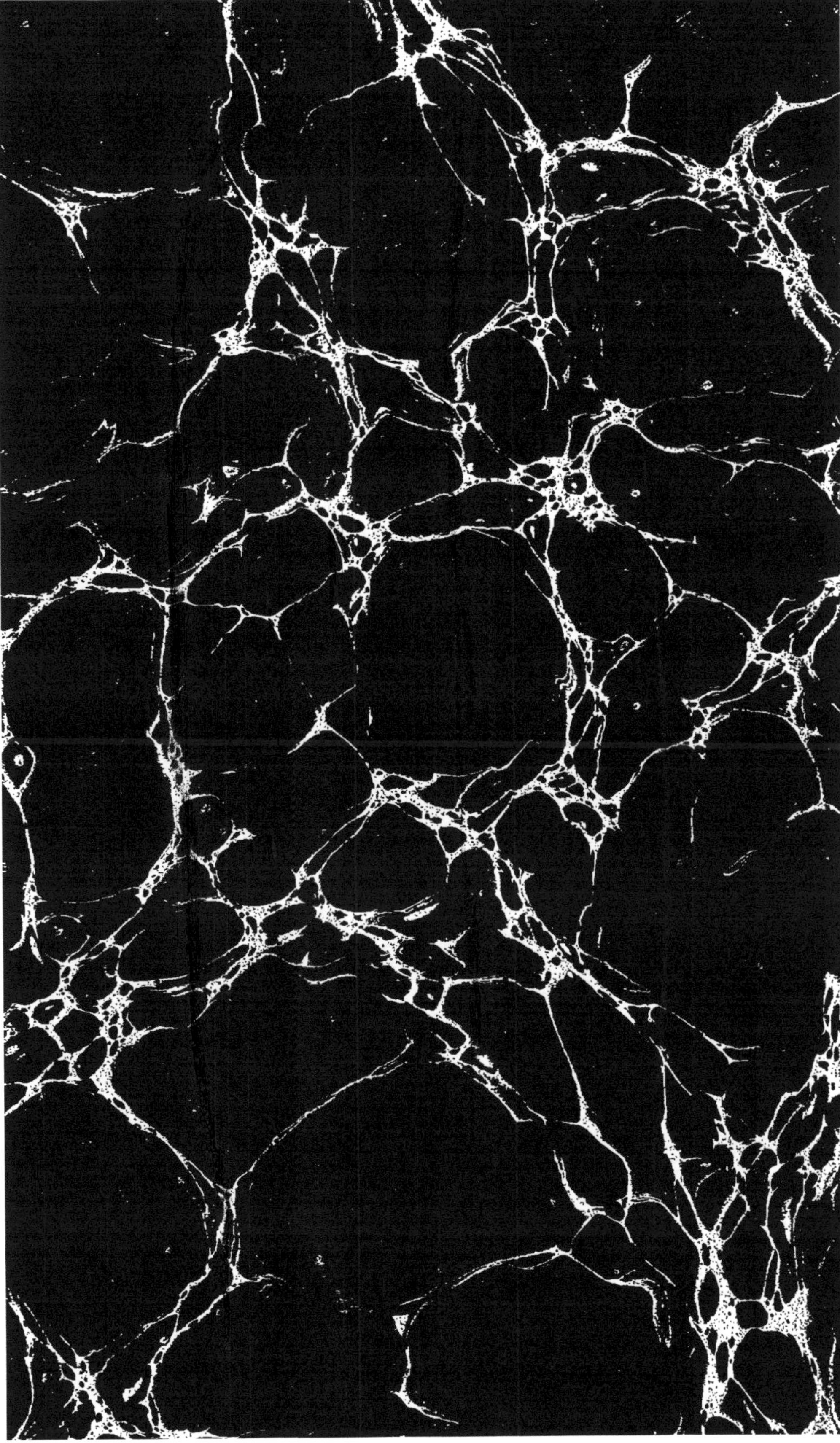